W0256305

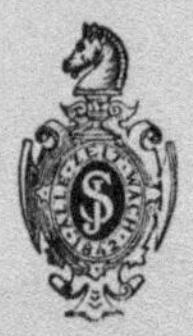

SPRINGER-VERLAG
BERLIN · HEIDELBERG · NEW YORK

Hefte zur Unfallheilkunde

Zuletzt erschienen:

Heft 87: **Verhandlungen der Deutschen Gesellschaft für Unfallheilkunde, Versicherungs-, Versorgungs- und Verkehrsmedizin e. V. XXIX.** Tagung vom 31. 5. bis 3. 6. 1965 in Stuttgart. Im Auftrage des Vorstandes herausgegeben von Prof. Dr. J. REHN, Bochum. Mit 87 Abbildungen im Text. XVI, 290 Seiten Gr.-8°. 1966   DM 58,60

Heft 88: **Thrombotische Verschlüsse im Stromgebiet der Arteria Carotis nach stumpfen Schädel-Hals-Traumen.** Von Dr. H. J. FÖDISCH und Prof. Dr. K. KLOSS, Pathologisch-Anatomisches Institut (Vorstand: Prof. Dr. F. J. Lang) und Chirurgische Klinik (Vorstand: Prof. Dr. P. Huber) der Universität Innsbruck. Mit 16 Abbildungen. IV, 48 Seiten Gr.-8°. 1966   DM 16,—

Heft 89: **Verhandlungen der Österreichischen Gesellschaft für Unfallchirurgie.** 1. Tagung am 16. und 17. Oktober 1965 in Salzburg. Im Auftrage des Vorstandes herausgegeben vom Sekretär der Gesellschaft, Dr. E. JONASCH, Wien. Mit 38 Abbildungen im Text. VIII, 155 Seiten Gr.-8°. 1966   DM 39,60

Heft 90: **Erkennung und Beurteilung der Meniskusverletzung des Kniegelenkes durch das gewöhnliche Röntgenbild.** Von Dr. E. JONASCH. Aus dem Unfallkrankenhaus Wien XX der Auva. **Auswertung und Dokumentation traumatischer Wirbelsäulenschäden.** Von Dr. O. KONECZNY. Aus dem Krankenhaus Bad Hersfeld, Chirurgische Abteilung (Dr. W. Stengel). Mit 105 Abbildungen. IV, 72 Seiten Gr.-8°. 1967   DM 29,60

Heft 91: **Verhandlungen der Deutschen Gesellschaft für Unfallheilkunde, Versicherungs-, Versorgungs- und Verkehrsmedizin e. V. XXX.** Tagung vom 23. bis 25. Mai 1966 in Frankfurt am Main. Im Auftrage des Vorstandes herausgegeben von Prof. Dr. J. REHN, Bochum. Mit 84 Abbildungen im Text. XVI, 323 Seiten Gr.-8°. 1967   DM 65,60

Heft 92: **Verhandlungen der Österreichischen Gesellschaft für Unfallchirurgie.** 2. Tagung am 21. und 22. Oktober 1966 in Salzburg. Im Auftrage des Vorstandes herausgegeben vom Sekretär der Gesellschaft, Dr. E. JONASCH, Wien. Mit 70 Abbildungen im Text. VIII, 159 Seiten Gr.-8°. 1967   DM 40,50

Heft 93: **Biologische Grundlagen der homologen Transplantation konservierter Bindegewebe.** Klinische Anwendung konservierter homologer Sehnentransplantate in der Handchirurgie. Von Priv.-Doz. Dr. K. E. SEIFFERT, Leiter der Abteilung für Plastische und Handchirurgie an der Chirurgischen Universitätsklinik Frankfurt am Main. (Direktor: Prof. Dr. R. GEISSENDÖRFER.) Mit 119 Abbildungen. VI, 144 Seiten Gr.-8°. 1967   DM 50,80

Heft 94: **Verhandlungen der Deutschen Gesellschaft für Unfallheilkunde, Versicherungs-, Versorgungs- und Verkehrsmedizin e. V. XXXI.** Tagung vom 8. bis 10. Mai 1967 in Berlin. Im Auftrage des Vorstandes herausgegeben von Prof. Dr. J. REHN, Bochum. Mit 100 Abbildungen im Text. XVI, 304 Seiten Gr.-8°. 1968   DM 65,60

HEFTE ZUR UNFALLHEILKUNDE

BEIHEFTE ZUR MONATSSCHRIFT FÜR UNFALLHEILKUNDE
VERSICHERUNGS-, VERSORGUNGS- UND VERKEHRSMEDIZIN

HERAUSGEGEBEN VON PROFESSOR DR. H. BÜRKLE DE LA CAMP

== HEFT 95 ==

SCHIENBEINKOPFBRÜCHE

BRUCHFORMEN, BEHANDLUNG, SPÄTERGEBNISSE

BEI 486 FÄLLEN

VON

DR. KLAUS THIELE

ASSISTENZARZT AM UNFALLKRANKENHAUS WIEN XX

MIT EINEM GELEITWORT
VON PROF. DR. L. BÖHLER

MIT 54 ABBILDUNGEN

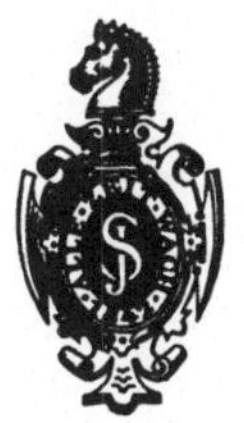

1968

SPRINGER-VERLAG / BERLIN · HEIDELBERG · NEW YORK

HEFTE ZUR UNFALLHEILKUNDE
Herausgegeben von Professor Dr. H. Bürkle de la Camp
7801 Dottingen über Freiburg/Br.

ISBN-13: 978-3-540-04169-6   e-ISBN-13: 978-3-642-88136-7
DOI: 10.1007/978-3-642-88136-7

Titel-Nr.: 5978

Geleitwort

Seit Jahrzehnten interessiere ich mich für die Ergebnisse verschiedener Behandlungsmethoden von Verletzungen. KLAUS THIELE hat in jahrelanger mühevoller Arbeit 486 Brüche des Schienbeinkopfes nach den verschiedensten Richtungen sorgfältig durchgearbeitet und zusammengestellt. Die Durchführung dieser Arbeit war nur möglich, weil im Unfallkrankenhaus Wien XX von allen seit Bestehen des Hauses stationär und ambulant behandelten Verletzten mit Schreibmaschine geschriebene Anfangsbefunde, Krankengeschichten und Endbefunde sowie sämtliche angefertigten Röntgenbilder geordnet vorhanden sind. Von der Gründung des Hauses Wien XX im Jahre 1925 bis zum Jahre 1956 wurden auf die einzelnen Körperregionen aufgeschlüsselte Frakturen- und Luxationsprotokolle mit den Skizzen der primären Röntgenbilder und den wichtigsten Daten eines jeden Falles geführt. Seit 1956 wird von jedem Verletzten eine Lochkarte angelegt. Diese beiden Einrichtungen gestatten es, die Unterlagen einer beliebigen Gruppe von Verletzten jederzeit zur Bearbeitung herauszusuchen.

Die Allgemeine Unfallversicherungsanstalt hat die bei der Anfertigung dieser Arbeit entstandenen, nicht unbeträchtlichen Kosten übernommen und ihre Einrichtungen (Röntgenabteilung, Hollerithabteilung, Rentenabteilung und Photolabor) in dankenswerter Weise zur Verfügung gestellt. Sie hat damit der Tatsache Rechnung getragen, daß über den Wert oder Unwert einer Behandlungsmethode nur die Spätergebnisse Aufschluß geben können und die Nachuntersuchung einer großen Anzahl von Verletzten eine der wesentlichsten Forschungsmethoden der Unfallchirurgie darstellt.

In diesem Sinne sind die im Besitz des Unfallkrankenhauses Wien XX und der Allgemeinen Unfallversicherungsanstalt befindlichen Unterlagen von mehr als einer Million im Unfallkrankenhaus behandelten Verletzten eine Sammlung von besonderem Wert. Es ist deshalb berechtigt, nach Mitteln und Wegen zu suchen, dieses dem Umfang und der Vollständigkeit nach wohl einzigartige wissenschaftliche Material noch mehr und rationeller als bisher der Bearbeitung zuzuführen.

Es ist dabei an die Einrichtung einer Abteilung gedacht, die unter der koordinierenden Leitung eines in der Durchführung von wissenschaftlichen Arbeiten Erfahrenen steht und über das dazu notwendige Hilfspersonal (Archivar, Schreibkräfte, Angestellte für statistische Arbeiten, Photograph und Graphiker) verfügt. Sollte es sich als notwendig erweisen, müßten auch die Voraussetzungen für experimentelle Untersuchungen vorhanden sein. Wenn die an den Unfallkrankenhäusern tätigen, wissenschaftlich arbeitenden Ärzte zeitweilig oder teilweise zur Arbeit an dieser Abteilung freigestellt werden könnten, würde sicher wesentlich mehr, intensiver und rationeller gearbeitet werden können als bisher. Die Kosten einer solchen Abteilung würden durch die Verbesserung der Behandlungsmethoden und -ergebnisse sicher aufgewogen.

Die *Nachuntersuchungen* eines einzelnen können subjektiv gefärbt sein. Sie sollen deshalb immer auch mit den Ergebnissen der Untersuchung für die *Rentenfestsetzung* verglichen werden. Bei der Auswertung dieser Untersuchungen darf man sich nicht zu sehr auf die subjektiven Angaben und Klagen der Verletzten verlassen, sondern soll sich auf die objektiven Befunde (Einschränkung der Beweglichkeit, Muskelschwund, Stellung der Bruchstücke, Arthrosen, Berufswechsel usw.) stützen.

Bei THIELE sind die klinischen und röntgenologischen Ergebnisse sehr zufriedenstellend. Als ich aber die Zahl derjenigen sah, die eine Dauerrente beziehen, war ich überrascht. Ich ließ deshalb nachsehen, wie es möglich sei, daß auch Verletzte mit Brüchen ohne Verschiebung eine Dauerrente bezogen, obwohl sie das Knie im vollen Umfange aktiv bewegten, keinen Muskelschwund, wohl aber eine geringgradige Arthrose hatten, die an beiden Kniegelenken gleichmäßig stark ausgeprägt war. Dabei stellte sich heraus, daß viele Verletzte nur auf Grund von subjektiven Beschwerden Dauerrenten erhielten. Daraufhin ließ ich feststellen, wieviele Versicherte und wieviele Nichtversicherte bei der Nachuntersuchung über Beschwerden geklagt haben. Es zeigte sich, daß von den 96 Versicherten 70 = 72,9% auf Befragen Beschwerden angaben, von den 108 Nichtversicherten aber nur 29 = 26,9%.

Ähnlich verhielt es sich mit den bei der Nachuntersuchung gezeigten Gangstörungen (Hinken). Sie waren bei Versicherten fast dreimal so häufig zu beobachten als bei Nichtversicherten (51 : 19%) und entsprachen in vielen Fällen nicht den sonstigen funktionellen Ergebnissen. Eine Überbewertung der seitens der Verletzten angegebenen Beschwerden muß somit zwangsläufig zu einer sehr milden Einschätzung der Erwerbsminderung führen.

Prof. Dr. LORENZ BÖHLER

Inhaltsverzeichnis

Seite

Einleitung

Im Unfallkrankenhaus Wien XX wurden in den 10 Jahren von 1950 bis 1959 372 Verletzte mit 378 frischen Schienbeinkopfbrüchen behandelt. Im gleichen Zeitraum suchten 105 weitere Verunfallte mit 108 nicht mehr frischen oder schon veralteten Brüchen des Schienbeinkopfes das Unfallkrankenhaus zur Weiterbehandlung, Nachbehandlung oder zur Beratung auf.

Im Jahre 1964 wurden von den 378 frischen Brüchen 204 (54%) und von den 108 bei Behandlungsbeginn nicht mehr frischen oder schon veralteten Verletzungen 79 (73,2%) nachuntersucht. Diese Veröffentlichung ist somit ein Bericht über insgesamt 486 Schienbeinkopfbrüche, von denen 283 (58,2%) nach einem Ablauf von mindestens 4 Jahren nach dem Unfall nachuntersucht werden konnten.

Das Literaturverzeichnis läßt erkennen, daß das Schrifttum über Schienbeinkopfbrüche umfangreich ist. Von den insgesamt 216 Autoren konnten bisher aber erst 14 über mehr als 100 Fälle berichten.

Von allen Verletzten wurden die im Unfallkrankenhaus Wien XX vollständig zur Verfügung stehenden schriftlichen Unterlagen (Befunde am Tage des Behandlungsbeginns, Berichte über die stationäre und ambulante Behandlung und Befunde vom Abschluß der Behandlung) durchgearbeitet. Ebenso wurden sämtliche bei Beginn, während und am Ende der Behandlung angefertigten Röntgenaufnahmen durchgesehen. Die Allgemeine Unfallversicherungsanstalt und die Land- und Forstwirtschaftliche Sozialversicherungsanstalt stellten von allen versicherten Arbeitsunfällen die Rentenakten zur Einsichtnahme zur Verfügung.

Die 283 Verletzten, die zur Nachuntersuchung erschienen, wurden eingehend über die seit dem Unfall bestehenden oder in der Zwischenzeit aufgetretenen Beschwerden und deren Auswirkungen auf das tägliche Leben, den Beruf oder eine eventuelle sportliche Betätigung befragt. Nach genauer klinischer Untersuchung wurden von beiden Kniegelenken Röntgenbilder in zwei Ebenen angefertigt, in den Fällen, bei denen die Untersuchung eine Unstabilität des Kniegelenks ergeben hatte, zusätzlich dazu noch in X- oder O-Vermehrung gehaltene Röntgenaufnahmen beider Kniegelenke.

Es ist das *Ziel dieser Arbeit*, die *Spätresultate* aufzuzeigen, die die unter Leitung von Professor Dr. LORENZ BÖHLER durchgeführte, in 83,5% der Fälle rein konservative Behandlung der Schienbeinkopfbrüche ergab. Da die verschiedenen Formen von Schienbeinkopfbrüchen, deren Darstellung der erste Teil der Arbeit hauptsächlich gewidmet ist, eine auf die Besonderheit der Bruchform abgestellte Behandlung erfordern und eine unterschiedliche Prognose haben, sollen nach zusammenfassenden Darstellungen die bei den einzelnen Bruchformen durchgeführte Behandlung und deren Spätergebnisse jeweils gesondert beschrieben werden. Zur Erweiterung des Materials wurden aufschlußreiche Fälle aus der Gruppe der Verletzten, die das Unfallkrankenhaus mit einem nicht mehr frischen oder schon veralteten Bruch aufsuchten, in die Betrachtung mit einbezogen.

Herrn Professor Dr. LORENZ BÖHLER und Herrn Oberarzt Dr. ERICH JONASCH bin ich für die Unterstützung, die sie mir bei der Abfassung dieser Arbeit gewährten, zu ganz besonderem Dank verpflichtet. Die Fotokopien der Röntgenbilder fertigte der Fotograf des Unfallkrankenhauses Wien XX, Herr JOHANN NIRTL, an.

Klinische und röntgenologische Untersuchung frischer Schienbeinkopfbrüche

Die Schienbeinkopfbrüche, zu denen die intraartikulären mono- und bikondylären und die mit oder ohne Gelenkbeteiligung einhergehenden infrakondylären Brüche des oberen Schienbeinendes mit Ausnahme der reinen Brüche der Zwischenknorrenerhebung gehören, zeigen die bekannten Symptome eines Gelenkbruches.

Wegen der engen anatomischen Beziehungen des Nervus peroneus und der Arteria poplitea zum oberen Schienbeinende darf man es nicht unterlassen, schon bei der ersten Untersuchung nach den Zeichen einer Mitverletzung dieser Gebilde zu suchen.

Prüfung der Kniegelenkstabilität durch gehaltene Röntgenaufnahmen. Ergibt die klinische Untersuchung, daß das verletzte Kniegelenk bei O- oder X-Vermehrung unstabil ist, so kann erst das Röntgenbild die Ursache dafür aufzeigen. *Zeigt die Röntgenaufnahme einen unstabilen oder stark verschobenen Schienbeinkopfbruch, erübrigt sich eine weitere röntgenologische Untersuchung durch in O- oder X-Vermehrung gehaltene Röntgenaufnahmen.* Einerseits kann die klinisch festgestellte Unstabilität des Gelenks eine Folge des Knochenbruches sein, ohne daß eine gleichzeitige Bandverletzung vorliegen muß, andererseits ist es bei einem unstabilen Knochenbruch gar nicht möglich, eine zusätzliche Bandverletzung durch gehaltene Röntgenaufnahmen nachzuweisen, da in einem solchen Fall eine O- oder X-Vermehrung lediglich eine Verschiebung im Bruchspalt bewirkt, so daß es trotz eines gerissenen Seitenbandes nicht gelingt, den Gelenkspalt zum Klaffen zu bringen.

Außerdem hat bei einem schweren Schienbeinkopfbruch die eindeutige Feststellung einer gleichzeitigen Bandverletzung für den, der eine Knieseitenbandzerreißung ebenso wie den Schienbeinkopfbruch durch Ruhigstellung im Gipsverband behandelt, keine besondere Bedeutung. Einen Bruch dieser Art muß man mindestens 8, meistens aber 10 oder 12 Wochen im Oberschenkelgipsverband ruhigstellen. In dieser Zeit heilt auch eine zusätzliche Seitenbandverletzung aus.

Anders ist es, wenn die Röntgenaufnahme einen Knochenbruch zeigt, der die bei der klinischen Untersuchung festgestellte Unstabilität des Kniegelenks nicht erklärt. *In einem derartigen Fall muß man den Grad der Seitenbandzerreißung durch gehaltene Röntgenaufnahmen beider Kniegelenke exakt bestimmen, da zur Ausheilung eines vollständigen Seitenbandrisses eine längere Ruhigstellung notwendig ist als für einen leichten Schienbeinkopfbruch.*

Die Nachuntersuchung zeigte, daß bei veralteten Impressionsbrüchen des Außenknorrens ohne zusätzliche Bandverletzung die in X-Vermehrung gehaltenen Röntgenaufnahmen am inneren Gelenkspalt eine Breitendifferenz von durchschnittlich 3 mm erkennen lassen. Mehr konnte ein Kniegelenk auch bei einer tiefen und großflächigen Impression nicht zum Klaffen gebracht werden, wenn das innere Seitenband fest war.

Man darf deshalb bei einem frischen Bruch des äußeren Schienbeinknorrens eine durch X-Vermehrung nachweisbare Breitendifferenz der medialen Gelenkspalte von 3—5 mm noch als Folge der Gelenkflächenimpression werten, ein darüber hinausgehendes Klaffen sollte man aber immer als Zeichen einer zusätzlichen Seitenbanddehnung oder -zerreißung ansehen. MARTIN ist durch experimentelle Untersuchungen zu fast den gleichen Angaben gelangt.

Format der Röntgenbilder, Vergleichsbilder. Bei der Beurteilung eines Schienbeinkopfbruches im Röntgenbild ist zu beachten, daß nur solche *Aufnahmen, auf denen noch je die Hälfte des Oberschenkel- und Schienbeinschaftes zu sehen sind,* die Kniegelenkgesamtachsen mit Sicherheit erkennen lassen. Zur Entscheidung der Frage, inwieweit ein Schienbeinkopfbruch die vor dem Unfall bestehenden Achsenverhältnisse verändert hat, benötigt man wegen der individuell verschiedenen Werte hinsichtlich der physiologischen Valgus- oder Varusstellung des Oberschenkels zum Unterschenkel und der physiologischen Abdachung der Gelenkflächen der Schienbeinknorren immer ein *Vergleichsbild des nicht verletzten Kniegelenks.* Deshalb empfiehlt es sich, wenn zunächst kleinerformatige Röntgenaufnahmen angefertigt wurden, nochmals Röntgenbilder beider Kniegelenke in zwei Ebenen auf einem *Format von 40 × 15 cm* anzuordnen, wobei die Kassette so anzulegen ist, daß der *Kniegelenkspalt genau in die Mitte* des Röntgenbildes kommt.

Einstellung des Strahlenganges. Eine gute Darstellung der Gelenkfläche eines Schienbeinkopfes erhält man nur dann, wenn der genau auf den Kniegelenkspalt eingestellte *Zentralstrahl parallel zu der Gelenkfläche* des oberen Schienbeinendes verläuft. Wegen der physiologischen Abdachung der oberen Schienbeingelenkfläche ist deshalb für die Aufnahme im sagittalen Strahlengang bei vollständig *gestrecktem Kniegelenk* der Zentralstrahl um *10° von kopf- nach fußwärts einzuneigen.*

Bei einer Kniegelenkverletzung, die meistens mit einer Streckhemmung einhergeht, ist es aber günstiger, das Kniegelenk durch Unterlegen eines 5 cm hohen strahlendurchlässigen Lindenholzkeiles in eine *Stellung von 170°* zu bringen und den *Zentralstrahl senkrecht* auf das Kniegelenk einzustellen. Unter denselben Bedingungen werden auch die in O- oder X-Vermehrung gehaltenen Röntgenaufnahmen angefertigt. Um die mit den Schmerzen verbundene reflektorische Muskelspannung auszuschalten, ist vorher außerdem durch Einspritzen eines Lokalanaestheticums für Schmerzfreiheit zu sorgen.

Röntgenschichtaufnahmen. Lassen die normalen Röntgenaufnahmen das Ausmaß einer Gelenkflächenimpression nicht mit Sicherheit erkennen, so hat sich die Durchführung von Röntgenschichtaufnahmen in beiden Ebenen mit einer Schichtdicke von 0,5 cm bewährt (Abb. 15b).

Experimentelle Untersuchungen zur Erzeugung von Schienbeinkopfbrüchen

Zur Untersuchung der Entstehung von Schienbeinkopfbrüchen haben DITTEL, HULTEN sowie SALEM und WURNIG Versuche an Kniegelenken von Leichen durchgeführt. DITTEL beobachtete, daß sich der äußere Oberschenkelknorren bei der Überstreckung in den äußeren Schienbeinknorren einbohrte. Durch gewaltsame Beugung und Überdrehung sowie O- oder X-Vermehrung konnte er lediglich *Bandzerreißungen* oder knöcherne *Ausrisse von Bändern* hervorrufen.

Über alleinige *Verletzungen der Bänder* haben auch FESSLER und JONASCH berichtet, die die Entstehung von Seitenbandverletzungen im Experiment untersuchten.

HULTEN führte je 30mal eine Überbeanspruchung eines Kniegelenks im Sinne der Hyperabduktion, der Hyperadduktion und der Hyperextension durch. Bei *X-Vermehrung* entstand 13mal ein typischer *Eindellungsbruch des äußeren Schienbeinknorrens*, durch O-Vermehrung konnte er im Gegensatz dazu nur einmal eine Eindellung der Gelenkfläche des inneren Schienbeinknorrens hervorrufen. Durch *Überstreckung* erzeugte er einen *Spaltbruch des äußeren Schienbeinknorrens*. SALEM und WURNIG, die die Versuche von HULTEN nachprüften, betonen ebenfalls, daß sie *niemals einen durch O-Vermehrung entstandenen Bruch* des inneren Schienbeinknorrens sahen.

HULTEN wies darauf hin, daß es bei seinen Experimenten *häufig* zu einer *Bandverletzung* kam. So traten am inneren Seitenband in 45%, am äußeren Seitenband in 38%, am vorderen Kreuzband in 56%, am hinteren Kreuzband in 30% und am Tractus ilio-tibialis in 21% Risse oder knöcherne Ausrisse auf. Dabei handelte es sich beim äußeren Seitenband und am Tractus ilio-tibialis überwiegend um knöcherne Ausrisse, beim inneren Seitenband und bei den Kreuzbändern hauptsächlich um reine Bänderrisse. HULTEN betont, wie später auch JONASCH, daß er einen knöchernen Ausriß des inneren Knieseitenbandes vom Schienbeinkopf nicht beobachtet hat.

MARTIN hat durch Versuche die Bedingungen geklärt, unter denen es einerseits zum Bruch des äußeren Schienbeinknorrens ohne Verletzung des inneren Seitenbandes und andererseits zur reinen Knieseitenbandzerreißung allein kommt. Der Druck, den er anwenden mußte, um einen Bruch des äußeren Schienbeinknorrens zu erzeugen, war etwa dreimal größer als die Spannung, unter der das innere Seitenband zerriß. *Dies weist darauf hin, daß ein Bruch des äußeren Schienbeinknorrens hauptsächlich durch Längsstauchung entsteht, bei X-Vermehrung reißt dagegen das innere Seitenband, bevor es zu einem Schienbeinkopfbruch kommt.*

HULTEN vertritt bei der Besprechung seiner Versuchsergebnisse die Meinung, daß die Verhältnisse *in vivo* sicher vielseitiger und teilweise auch anders seien als im Leichenexperiment. Beim Unfallhergang, der zum Schienbeinkopfbruch führt, spielen neben der *Art, Richtung und Ansatzstelle der einwirkenden Gewalt* vor allem die *Stellung des Kniegelenks zum Zeitpunkt des Unfalls und der muskuläre Tonus* des Verletzten für die Form des entstehenden Bruches eine Rolle. Deshalb konnten von den in der Wirklichkeit vorkommenden Bruchformen in den bisher durchgeführten Versuchsreihen nur wenige experimentell erzeugt werden. Auch zusätzliche Bandverletzungen sind in vivo seltener als bei Leichenversuchen.

Mit Hilfe der leider auch in gut geführten Krankengeschichten nur selten aufschlußreichen Schilderungen des Unfallhergangs kann man aus den im *Röntgenbild* erkennbaren Folgen der Gewalteinwirkung, wie Art und Verlauf des Bruchspaltes, der eingetretenen Verschiebung und der Richtung der Achsenknickung noch am besten zu Vorstellungen über den Unfallmechanismus gelangen. Die Zusammenfassung immer wieder vorkommender Bruchformen führt zu einer *Einteilung nach ätiologisch-morphologischen Gesichtspunkten*, deren Hauptvorzug es ist, daß für die auf diese Weise bestimmten Gruppen zugeordneten Brüche auch *gemeinsame Behandlungsindikationen und Prognosen* bestehen.

Bruchformen und ihre Entstehung

Von den 378 im Unfallkrankenhaus Wien XX behandelten frischen Schienbeinkopfbrüchen betrafen 43 (11,4%) den *inneren* und 215 (56,8%) den *äußeren* Schienbeinknorren. Bei 120 Verletzten (31,8%) lag ein Bruch *beider* Schienbeinknorren oder ein *infrakondylärer* Bruch mit oder ohne Gelenkbeteiligung vor.

Von den insgesamt 372 Verunfallten mit einem frischen Bruch hatten 366 (98,4%) einen *einseitigen* und 5 (1,3%) einen *beidseitigen* Schienbeinkopfbruch. In einem Fall (0,3%) erlitt eine Frau in einem Zeitraum von zwei Jahren zweimal hintereinander einen Schienbeinkopfbruch am selben Bein.

Mono-, bi- und infrakondyläre Schienbeinkopfbrüche ohne Verschiebung, Randabbrüche und Randabrisse (Gruppe I)

Diese Gruppe, zu der mit 69 Fällen 18,3% der frischen Schienbeinkopfbrüche gehören, ist eine *Sammelgruppe.* Der Hauptteil dieser Gruppe wird von 41 Verletzten mit einem mono-, bi- oder infrakondylären **Bruch ohne Verschiebung (Gr. I, 1)** gebildet. Es handelt sich dabei um *Fissuren* in einem oder beiden Schienbeinknorren oder im Röntgenbild gerade noch erkennbare Impressionen der Gelenkfläche.

Isolierte Brüche im Bereich der vorderen Gelenkflächenkanten (Gr. I, 2) kamen nur zweimal am inneren Schienbeinknorren vor. Die *Unfallursache* war im ersten Falle Sturz auf der Straße, der zweite Verletzte zog sich den Bruch beim Antreten eines Motorrades zu.

Bei beiden Verunfallten sieht man im seitlichen *Röntgenbild* in der Vorderkante des inneren Schienbeinknorrens eine von der Gelenkfläche nach unten verlaufende Fissur. Der Verlauf dieser Fissur, besonders auch die anamnestischen Angaben des zweiten Verletzten, weisen auf einen *Abscherungsvorgang* am vorderen Schienbeinkopfrand hin.

Schalenförmige Abrisse vom hinteren Rand der Schienbeinkopf-Gelenkfläche (Gr. I, 3) kamen einmal am inneren und dreimal am äußeren Schienbeinknorren vor (Abb. 1). Zusätzlich bestand in einem Fall ein knöcherner Ausriß im Bereich der Zwischenknorrenerhebung. *Klinisch* war eine Streckhemmung mit Schmerzen in der Kniekehle das Hauptsymptom. Als *Unfallursache* wurde einmal ein Sturz vom Rad und dreimal Sturz auf ebener Erde angegeben.

Ein hinterer Randabriß entsteht nach JONASCH durch eine Verschiebung des Unterschenkels nach hinten, wobei durch den Zug der Gelenkkapsel ein Teil des hinteren Schienbeinkopfrandes ausgerissen wird. Bei Verschiebung des Unterschenkels nach vorn kommt es zu einer Depression des hinteren Schienbeinkopfrandes.

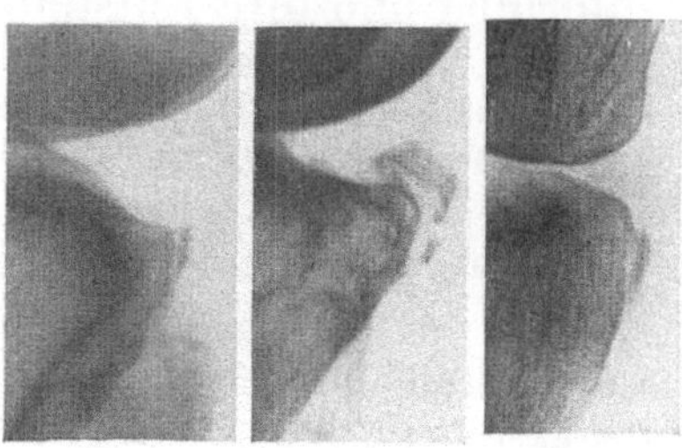

Abb. 1   Abb. 2
a 24. 4. 50   b 17. 9. 64   19. 2. 55

Abb. 1. 53j. Hausfrau. Am 24. 4. 50 Sturz vom Fahrrad. *Schalenförmiger Abriß vom Hinterrand des re. inneren Schienbeinknorrens (Gr. I,3)*, (a). 4 Tage stationärer Aufenthalt, Lagerung auf Braunscher Schiene, dann Zinkleimverband, elastische Binde. Weiterbehandlung beim praktischen Arzt. Nach 14 Jahren (b): Beschwerdefrei, normaler Gang, Kniegelenke bds. 180/50° und seitengleich bandfest. Im Röntgenbild re. extraarticuläre Bandverknöcherungen der hinteren Gelenkkapsel, re. Arthrose 2. Grades, li. keine Arthrose

Abb. 2. 29j. Hausfrau. Am 19. 2. 55 Sturz beim Schifahren. *Knöcherner Ausriß am Innenrand des re. inneren Schienbeinknorrens (Gr. I,4)*. Gleichzeitig Bruch des re. Außenknöchels ohne Verschiebung. Oberschenkel-Spaltgipsverband für eine Woche, danach Oberschenkel-Gehgipsverband für 5 Wochen. Dauer der ambulanten Behandlung 82 Tage. Endbefund: Beide Kniegelenke bandfest, re. 175/75°, li. 180/60°. Keine Nachuntersuchung

Knöcherne Abrisse vom Innenrand des Schienbeinkopfes (Gr. I,4) sind etwas sehr *Seltenes* und bisher im Schrifttum nicht bekannt (Hulten, Jonasch).

Die Abbildung 2 zeigt den einzigen im Unfallkrankenhaus Wien XX behandelten Verletzten mit einem knöchernen Ausriß des inneren Knieseitenbandes vom Schienbeinkopf, den sich eine 29jährige Frau beim Schifahren zuzog.

Abrisse vom äußeren Rand des Schienbeinkopfes (Gr. I,5) sind relativ häufig (Abb. 3 und 4). 21 (5,6%) der 378 frischen Schienbeinkopfbrüche waren solche Brüche, es handelte sich dabei zu 91% um Verletzte männlichen und zu 9% um Verletzte weiblichen *Geschlechts*. Mit 38,6 Jahren war das *Durchschnittsalter* im Vergleich zu dem aller anderen Bruchformen am niedrigsten.

Das *Röntgenbild* zeigt in 18 Fällen einen schalenförmigen knöchernen Ausriß von der Außenfläche des äußeren Schienbeinknorrens (Abb. 3). Die Randabrisse sind auf der im sagittalen Strahlengang angefertigten Röntgenaufnahme durchschnittlich 1—3 mm breit und 8—12 mm lang und vom Schienbeinkopf gewöhnlich durch einen 1—3 mm breiten Spalt getrennt. Nur bei einem Verletzten war die Lamelle um 5 mm nach zentral verschoben (Abb. 4).

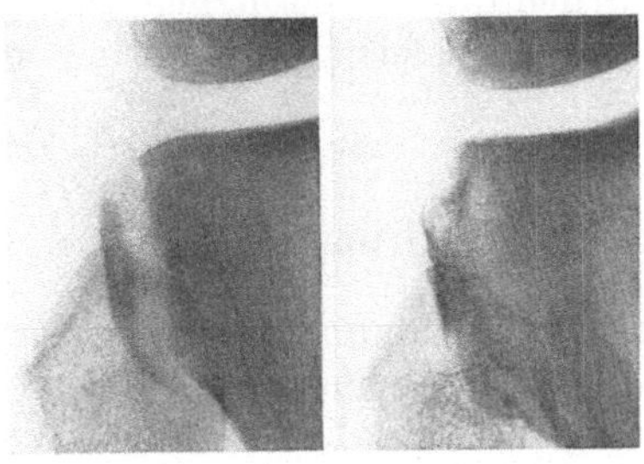

Abb. 3

a 14. 6. 50   b 17. 9. 64

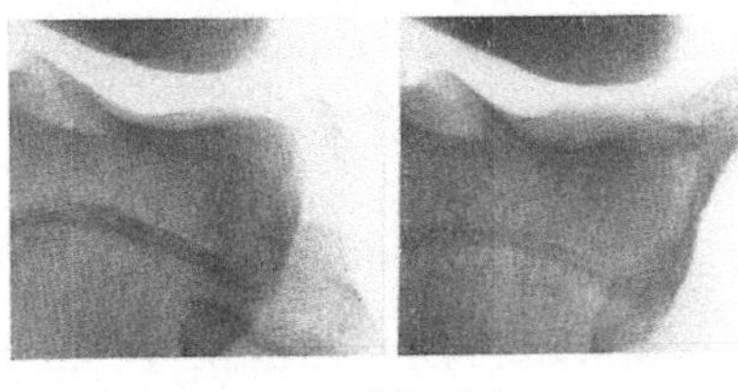

Abb. 4

a 3. 5. 52   b 7. 10. 64

Abb. 3. 26j. Angestellter. Geriet am 14. 6. 50 unter einen stürzenden Traktor. *Schalenförmiger knöcherner Ausriß am Außenrand des re. äußeren Schienbeinknorrens (Gr. I,5)*, (a). 12 Tage Lagerung auf Braunscher Schiene, dann Oberschenkelgipshülse für 4 Wochen. Gesamtbehandlungszeit 53 Tage, davon 12 stationär. Nach 14 Jahren (b): Beschwerdefrei, normaler Gang, spielt Tennis. Kniegelenke bds. 180/50° und seitengleich bandfest

Abb. 4. 17j. Bankangestellter. Am 3. 5. 52 Fahrradsturz. *Schalenförmiger knöcherner Ausriß am Außenrand des li. äußeren Schienbeinknorrens (Gr. I,5)*, (a). Gespaltene Oberschenkelgipshülse für 2 Wochen, danach geschlossene Oberschenkelgipshülse für 4 Wochen. Bei gleichzeitigem rechtsseitigen Unterschenkelbruch Gesamtbehandlungszeit 99 Tage, davon 35 stationär. Nach 12 Jahren (b): Beschwerdefrei, normaler Gang, fährt Schi. Kniegelenke bds. 180/45° und seitengleich bandfest

Dreimal zeigen die Röntgenbilder keinen schalenförmigen knöchernen Abriß. Es handelt sich dabei um einen Bruch durch direkte Gewalteinwirkung und zweimal um eine *Abscherung vom Rand* des äußeren Schienbeinknorrens. In diesen beiden letzteren Fällen verläuft der Bruchspalt zum Unterschied von den 18 schalenförmigen Abrissen direkt in die Gelenkfläche hinein.

Klinisch fand sich bei den Verletzten mit einem schalenförmigen Abriß vom äußeren Schienbeinkopfrand eine umschriebene Druckschmerzhaftigkeit mit Schwellung knapp unterhalb des äußeren Gelenkspaltes. Es bestanden Schmerzen bei O-Vermehrung und Innenrotation, eine schmerzhafte Einschränkung der Kniegelenkbeweglichkeit und ein leichter bis mäßiger Kniegelenkerguß.

Unfallmechanismus. Bei 38,1% dieser Verletzten ereignete sich der Unfall beim Sport, bei keiner anderen Bruchform finden wir einen so hohen Prozentsatz an Sportverletzungen. Fünfmal wird von den Verunfallten direkt ein *Verdrehen des Kniegelenks* als Unfallursache angegeben, beim Rest sind die anamnestischen Angaben uncharakteristisch.

HULTEN konnte einen schalenförmigen Abriß vom äußeren Schienbeinknorren 15mal bei 30 Hyperadduktionen eines Leichenkniegelenks erzeugen und nachweisen, daß es sich dabei um einen *knöchernen Ausriß des Tractus ilio-tibialis* handelt. Auch MILCH vertritt diese Ansicht, er hat 4 Fälle beobachtet, bei denen der Bruch durch übermäßige Innenrotation des Unterschenkels gegenüber dem Oberschenkel bei gebeugtem Kniegelenk entstanden ist.

Monokondyläre Depressionsbrüche (Gruppe II)

Definition. Die Gruppe II umfaßt alle monokondylären Depressionsbrüche des Schienbeinkopfes. Bei dieser Bruchform hat die einwirkende Gewalt einen Schienbeinknorren ganz oder teilweise in die Tiefe getrieben. Zum Unterschied zu den Impressionsbrüchen, bei denen nur die Gelenkfläche imprimiert wird, ist bei den Depressionsbrüchen die *Gelenkfläche mit dem dazugehörigen Rand in die Tiefe geschlagen*. Das Röntgenbild zeigt entweder eine *Abscherung* mit klaffendem Bruchspalt oder eine *Verdichtungszone* im Schienbeinknorren. Betrifft die Depression nur einen Teil eines Schienbeinknorrens, entsteht eine *Stufe in der Gelenkfläche*, wird ein ganzer Schienbeinknorren in die Tiefe getrieben, finden wir einen *Niveauunterschied* zwischen den Gelenkflächen der beiden Schienbeinknorren. Durch *Verschiebung* des abgebrochenen Stückes oder *Teilverrenkung bzw. Verrenkung* des Unterschenkels gegenüber dem Oberschenkel kann es zur *Verbreiterung* des Schienbeinkopfes kommen. Die Verschiebung der Bruchstücke im Bereich des Schienbeinkopfes führt, wenn sie genügend ausgeprägt ist, zu *Veränderungen der Achsenstellung* zwischen Ober- und Unterschenkel.

Lokalisation. 56 (14,8%) der 378 frischen Schienbeinkopfbrüche waren monokondyläre Depressionsbrüche; 24 (42,8%) betrafen den *inneren* und 32 (57,2%) den *äußeren* Schienbeinknorren.

Geschlecht und Alter. 38 (67,8%) der Verletzten waren *männlichen* und 18 (32,2%) *weiblichen* Geschlechts. Bei den Brüchen des Innenknorrens überwogen die Männer mit 75%, bei denen des Außenknorrens mit 62,5%. Die Depressionsbrüche des inneren Schienbeinknorrens sind eine für das männliche Geschlecht besonders typische Schienbeinkopfbruchform. Das *Durchschnittsalter* betrug 46,5 Jahre.

Unfallhergang. Mit 57% ist der Anteil der *Verkehrsunfälle* bei den monokondylären Depressionsbrüchen besonders groß, noch häufiger sind Verkehrsunfälle als Ursache lediglich bei den bikondylären Depressions-Überstreckungsbrüchen. Die meisten waren Zweiradfahrer (39%), vor allem *Motorradfahrer*, es folgten die Fußgänger mit 13% und die Autofahrer mit 5%. Von den 43% Unfällen, die sich nicht im Straßenverkehr ereigneten, waren 15% Sturz aus der Höhe, 13% Sturz auf ebener Erde, 7% eine Folge direkter Gewalteinwirkung und 5% Sportunfälle.

Der Unfallmechanismus der verschiedenen Formen von monokondylären Depressionsbrüchen soll bei der Beschreibung der einzelnen Bruchformen erörtert werden. An dieser Stelle soll nur auf den Zusammenhang zwischen *Kniegelenkstellung und Lokalisation der Depression* hingewiesen werden. Bei völliger Streckung des Kniegelenks tragen die vorderen Teile der beiden Schienbeinknorren-Gelenkflächen die beiden Oberschenkelknorren. Das Zentrum der Belastung befindet sich an der Schienbeingelenkfläche am Übergang vom vorderen zum mittleren Drittel. Schon bei einer Beugestellung von nur 10° ist die Hauptbelastung in der Mitte der Schienbeingelenkfläche, um ab einer Beugestellung von 20° an am Übergang vom 3. zum 4. Fünftel zu verbleiben. Bei weiterer Beugung rollen nur noch die Gelenkflächen der Oberschenkelknorren auf den Schienbeinknorren ab. *Eine Depression des vorderen Anteils der Schienbeinknorren setzt also eine Streckstellung des Kniegelenks voraus, andererseits müssen wir ab einer Beugestellung von 20° schon eine Depression der hinteren Anteile erwarten.*

Bruchformen. Unter Berücksichtigung dieser Gesichtspunkte kann man 6 typische *Untergruppen* von monokondylären Depressionsbrüchen finden.

Innerer Schienbeinknorren:

II,1: *Seitliche* Depressionsbrüche	(4 Fälle,	16,7%)
II,2: *Vordere* Depressionsbrüche	(9 Fälle,	37,5%)
II,3: *Hintere* Depressionsbrüche	(11 Fälle,	45,8%)
	24 Fälle,	100,0%

Äußerer Schienbeinknorren:

II,4: Depressionsbrüche des ganzen Außenknorrens	(8 Fälle,	25,0%)
II,5: *Vordere* Depressionsbrüche	(12 Fälle,	37,5%)
II,6: *Hintere* Depressionsbrüche	(12 Fälle,	37,5%)
	32 Fälle,	100,0%

Zur Erweiterung des Materials wurden die Unterlagen von 26 Verletzten, die mit einem nicht frischen oder schon veralteten monokondylären Depressionsbruch das Unfallkrankenhaus Wien XX aufsuchten, hinzugezogen.

Seitliche Depressionsbrüche des inneren Schienbeinknorrens
(Gruppe II,1)

Röntgenbild. 16,7% der Depressionsbrüche des inneren Schienbeinknorrens sind Depressionen nach innen seitlich. Im ap.-Röntgenbild dieser Verletzten verläuft der Bruch meist als *Verdichtungszone* von der Gelenkfläche des inneren Schienbeinknorrens schräg nach innen infrakondylär zur Corticalis. Im seitlichen Röntgenbild sieht man die Verdichtungszone quer infrakondylär. Impressionen in der Gelenkfläche des äußeren Schienbeinknorrens und Verrenkungen bzw. Teilverrenkungen des Unterschenkels kommen bei dieser Bruchform nicht vor.

Unfallmechanismus. Brüche dieser Art können nur durch *Varisierung* eines im Kniegelenk nur angedeutet gebeugten Beines zustande kommen.

Nur unter den genannten Voraussetzungen kann der innere Oberschenkelknorren den Schienbeininnenknorren oder einen Teil davon unter Bildung
einer Verdichtungszone nach innen in die Tiefe treiben.

Vordere Depressionsbrüche des inneren Schienbeinknorrens (Gruppe II,2) (Abb. 5, 6, 33 und 36)

Röntgenbild. 37,5% der Depressionsbrüche des inneren Schienbeinknorrens sind Depressionen nach vorn unten. Bei der Hälfte der Verletzten ist der Unterschenkel gegenüber dem Oberschenkel *teilverrenkt*, und
zwar gewöhnlich nach außen und hinten.

Der Bruchspalt oder eine Verdichtungszone beginnen im *ap.-Röntgen-
bild* (Abb. 5, 6 und 33) bei 40% der Fälle schon in der Gelenkfläche des
äußeren Schienbeinknorrens, bei den restlichen 60% überwiegend noch
außerhalb der Zwischenknorrenerhebung oder direkt in ihr und verlaufen
dann entweder schräg nach unten zur Corticalis des inneren Schienbeinknorrens oder zunächst zwischen beiden Knorren senkrecht nach unten
und dann quer infrakondylär zur Corticalis. Im *seitlichen Röntgenbild*
sieht man den nach *vorn gekippten Innenknorren* (Abb. 5 und 6).

Die Gelenkfläche des *Außenknorrens* weist bei 80% der Verletzten
eine *zusätzliche Eindellung* auf, die im ap.-Röntgenbild aber höchstens
1 cm tief und 1 cm breit ist, so daß nach der vollständigen Einrichtung

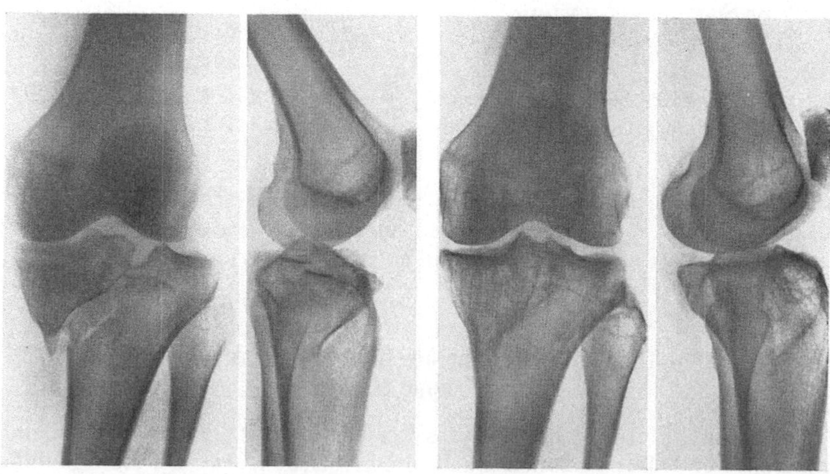

a 7. 6. 59   b 12. 6. 64

Abb. 5. 33j. Hausfrau. Am 7. 6. 59 vom Auto angefahren. *Offener vorderer Depressionsbruch des li. inneren Schienbeinknorrens (Gr. II,2)* mit Teilverrenkung des
Unterschenkels nach außen, Bruch des Wadenbeinköpfchens und Lähmung des
N. peroneus (a). Wundversorgung, Einrichtung im Schraubenzugapparat, gespaltener Oberschenkelgipsverband in einer Kniegelenkstellung von 140° mit gleichzeitigem Fersenbeinnagel-Dauerzug mit 5 kg für 5 Wochen, danach Oberschenkel-
Gehgipsverband für 9 Wochen. Gesamtbehandlungszeit 187 Tage, davon 35 stationär. Nach 5 Jahren (b): Leichte Beschwerden, normaler Gang, beide Kniegelenke bandfest, li. 180/60°, re. 180/40°. Röntgenologisch bds. Arthrose 1. Grades

eines solchen Bruches der äußere Oberschenkelknorren auf einem mindestens 2 cm breiten unversehrten Rand eine hinreichende Abstützung finden kann (Abb. 5, 6 und 33).

Unfallmechanismus. Die Voraussetzung für die Entstehung eines vorderen Depressionsbruches des inneren Schienbeinknorrens ist, daß das verletzte Bein zum Zeitpunkt des Unfalls im Kniegelenk *gestreckt* war. Wenn ein Bein in dieser Stellung durch eine äußere Gewalt in seiner Längsachse *gestaucht* wird, findet der äußere Oberschenkelknorren wegen der physiologischen Valgusstellung des Kniegelenks zunächst auf der pfannenartig beschaffenen Gelenkfläche des äußeren Schienbeinknorrens Widerstand. Unter Dehnung der Bänder kommt es zu einer Vermehrung der Valgusstellung und zu einer *Teilverrenkung des Unterschenkels nach außen.* In dieser Stellung bricht die Gelenkfläche des äußeren Schienbeinknorrens in ihrem der Zwischenknorrenerhebung nahen Anteil ein, und unter fortgesetzter Stauchung drücken die Oberschenkelknorren den inneren Schienbeinknorren nach innen und unten.

Diesen Unfallmechanismus, auf den auch WEYAND hinweist, läßt die Abbildung 6 besonders deutlich erkennen. Die bei diesem nicht eingerichteten veralteten Verrenkungsbruch des inneren Schienbeinknorrens zusätzlich bestehende Abscherung vom äußeren Oberschenkelknorren deutet darauf hin, daß sein Einbruch in die Gelenkfläche des äußeren Schienbeinknorrens den ersten Teil des Unfallmechanismus darstellt.

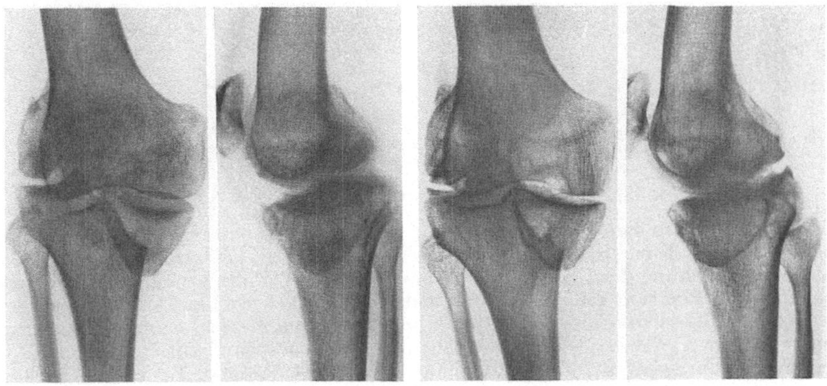

a 22. 11. 57   b 2. 7. 64

Abb. 6. 27j. Hilfsarbeiter. Motorradsturz am 21. 7. 57. *Offener Depressionsbruch des re. inneren Schienbeinknorrens (Gr. II,2)* mit Bruch des äußeren Oberschenkelknorrens, Teilverrenkung des Unterschenkels nach außen und Lähmung des N. peroneus. Auswärts Wundversorgung, Fersenbeinnagel-Dauerzug mit 4 kg für 5 Wochen, danach Oberschenkelgipsverband für 3 Wochen. Am 22. 11. 57 (a) re. Kniegelenk deformiert, Atrophie der Ober- und Unterschenkelmuskulatur re., Peroneuslähmung re., re. Wackelbewegungen um 165°, li. 180/45°. Wegen Beschwerdefreiheit lehnte der Verletzte die ihm vorgeschlagene Arthrodese ab. Nach 7 Jahren (b): Beschwerdefrei, arbeitet als Hilfsarbeiter, stärker hinkend, Oberschenkelatrophie re. 3 cm, Beinverkürzung re. 2 cm. Beide Kniegelenke bandfest, re. 160/140°, li. 180/45°, Peroneuslähmung re.

Die *Abscherung* des inneren Schienbeinknorrens von oben her kann durch einen queren *infrakondylären Abriß* ergänzt werden. So entsteht der in manchen Fällen im ap.-Röntgenbild sichtbare zuerst intrakondylär senkrechte und dann infrakondylär quere Verlauf des Bruchspaltes. GÜMBEL hat als erster Abrißbrüche des inneren Schienbeinknorrens beschrieben. HULTEN hat diese Möglichkeit bei der Entstehung eines Schienbeinkopfbruches bestritten. SALEM und WURNIG dagegen sind der Meinung, daß die meisten Schienbeinkopfbrüche durch Hyperabduktion im Kniegelenk entstehen.

Unfallhergang. Bei einem Drittel der Verletzten finden wir in der Schilderung des Unfallhergangs die Angabe, daß das Bein zum Zeitpunkt des Unfalls im Kniegelenk *gestreckt* war. Weitere zwei Fünftel zogen sich ihren Schienbeinkopfbruch bei einem *Motorradsturz* zu. Motorradfahrer versuchen oft, sich vor dem Sturz mit gestreckten Beinen abzustützen. Dabei kommt es zu einer *Stauchung des Beines in seiner Längsachse.* (Abb. 6 und 36).

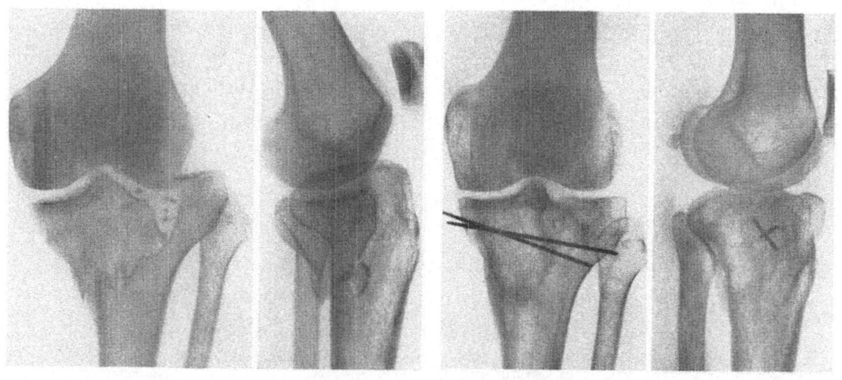

a 28. 4. 53　　　　　　　　　　　　b 19. 1. 55

Abb. 7. 43j. Baupolier. Am 28. 4. 53 bei einem Motorradsturz mit dem li. Bein abgestützt. *Hinterer Depressionsbruch des li. inneren Schienbeinknorrens (Gr. II,3)* mit Teilverrenkung des Unterschenkels nach außen (a). Einrichtung im Schraubenzugapparat, Fixation mit 2 percutan eingeführten gekreuzten Bohrdrähten, gespaltener Oberschenkelgipsverband mit gleichzeitigem Fersenbeinnagel-Dauerzug mit 6 kg für 5 Wochen, dann Oberschenkel-Gehgipsverband für 9 Wochen. Gesamtbehandlungszeit 133 Tage, davon 45 stationär. Endbefund: Beide Kniegelenke bandfest, li. 180/75°, re. 180/55°. Keine Nachuntersuchung. Unfallrente (versicherter Arbeitsunfall): 18 Monate 30%, 1 Monat 100%, Dauerrente 20%, (b) 2 Jahre nach dem Unfall

Hintere Depressionsbrüche des inneren Schienbeinknorrens (Gruppe II,3) (Abb. 7)

Röntgenbild. 45,8% aller Depressionsbrüche des inneren Schienbeinknorrens sind hintere Abscherungen. Bei diesen Brüchen beginnt der Bruchspalt im *ap.-Röntgenbild* mitunter (Abb. 7) schon in der Gelenkfläche des Schienbeinaußenknorrens, meistens aber je zur Hälfte am

Übergang der äußeren Gelenkfläche zur Zwischenknorrenerhebung oder direkt darin. Von dort aus verläuft er nach infrakondylär innen. Für das *Seitenbild* ist die *hintere Abscherung* des konsolenartig ausladenden Teiles des Innenknorrens typisch. Unter Stehenlassen eines vorderen Randes verläuft ein meist klaffender Bruchspalt (Abb. 7) von vorn oben nach hinten infrakondylär. Bei einem Sechstel der Fälle betrifft die Abscherung nur die hintere Hälfte oder das hintere Viertel des Schienbeinknorrens.

Bei zwei Dritteln der hinteren Depressionsbrüche des inneren Schienbeinknorrens finden wir im ap.-Röntgenbild auch eine *Impression in der Gelenkfläche des Außenknorrens*, ein Sechstel der Verletzten weist eine *Teilverrenkung* des Unterschenkels nach außen mit *Verbreiterung des Schienbeinkopfes* auf (Abb. 7).

Unfallmechanismus. Während die vorderen Depressionsbrüche des inneren Schienbeinknorrens nur bei gestrecktem Kniegelenk entstehen können, ist für die hinteren Abscherungsbrüche die *Beugestellung* des Kniegelenks die Voraussetzung. Sonst unterscheidet sich der Unfallmechanismus nicht von dem der vorderen Depressionsbrüche.

Unfallhergang. Zwei Drittel der hinteren Depressionsbrüche des Innenknorrens sind bei *Motorrad-*, *Moped-* und *Fahrradstürzen* entstanden (Abb. 7). Man kann annehmen, daß diese Verletzten versuchten, sich mit im Kniegelenk gebeugten Beinen abzustützen. Genaue Angaben über die Stellung des Kniegelenks während des Unfalls findet man in den Anamnesen leider nie.

Depressionsbrüche des ganzen äußeren Schienbeinknorrens (Gruppe II,4) (Abb. 8, 34 und 35)

Röntgenbild. Bei 25% der Depressionsbrüche des äußeren Schienbeinknorrens handelt es sich um Abscherungen des ganzen äußeren Schienbeinknorrens, wobei der Schienbeinkopf gegenüber dem Oberschenkel, mit dem der abgebrochene Außenknorren im Zusammenhang bleibt, nach *innen und hinten verrenkt* ist (Abb. 34 und 35). Die *Gelenkfläche des abgebrochenen Außenknorrens* ist bei diesen Brüchen auffallend *unversehrt* (Abb. 8). Der immer klaffende Bruchspalt beginnt bei zwei Drittel der Verletzten im *ap.-Röntgenbild* medial von der Zwischenknorrenerhebung, bei den übrigen Fällen in dieser und verläuft schräg nach außen zur infrakondylären Corticalis. Im *seitlichen Röntgenbild* sieht man den ganzen Außenknorren infrakondylär abgebrochen, manchmal ist er um seine ganze Breite nach vorn verschoben.

Bei zwei Drittel dieser Brüche ist der Unterschenkel gegenüber dem Oberschenkel *verrenkt oder teilverrenkt* (Abb. 8, 34 und 35), und zwar finden sich Verrenkungen nach innen, innen und vorn, innen und hinten und hinten. Bei einem Drittel der Verletzten sieht man auch in der *Gelenkfläche des Innenknorrens* eine *Impression*.

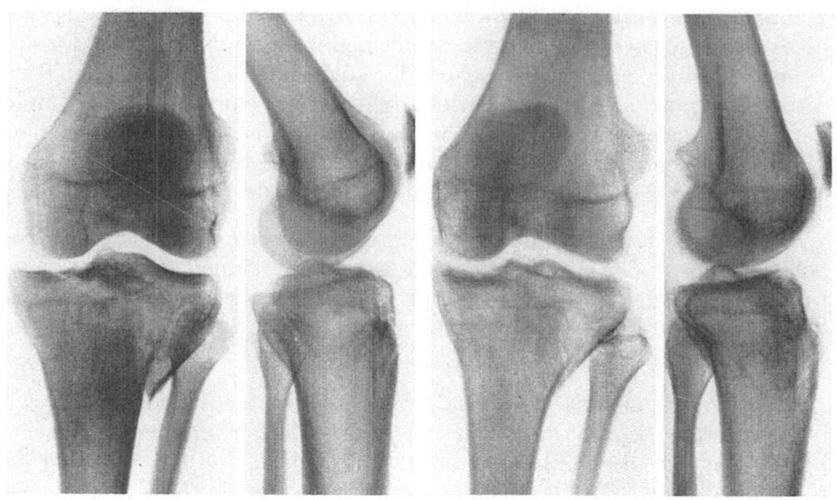

a 24. 6. 58   b 2. 9. 58

Abb. 8. 20j. Chauffeur. Am 24. 6. 58 Motorradsturz. *Abscherungsbruch des ganzen li. äußeren Schienbeinknorrens (Gr. II,4)* mit Teilverrenkung des Unterschenkels nach innen (a). Einrichtung durch manuelles Zusammenpressen im Schraubenzug-apparat, percutane Osteosynthese mit 2 gekreuzten Bohrdrähten, Fersenbeinnagel-Dauerzug mit 3 kg für 4 Wochen, danach Entfernung der Bohrdrähte und An-legung eines Oberschenkel-Gehgipsverbandes für 6 Wochen. Gesamtbehandlungs-zeit 90 Tage, davon 25 stationär. Endbefund (b): Knie li. 175/50°, re. 180/40°. Keine Nachuntersuchung

Unfallmechanismus. Die meist nach dem Unfall bestehende Teilver-renkung des Unterschenkels nach innen und hinten läßt erkennen, wie diese Brüche entstanden sind. Die einwirkende Gewalt führt zunächst zu einer *Teilverrenkung des Unterschenkels nach innen.* Erfährt das Bein in dieser Stellung eine *Stauchung in seiner Längsachse,* kommt es von einer Einbruchstelle des inneren Oberschenkelknorrens in die Gelenkfläche des Schienbeininnenknorrens zu einer *Abscherung* des ganzen äußeren Schien-beinknorrens nach außen. Außer der nach dem Unfall vorliegenden Teil-verrenkung des Unterschenkels nach innen sprechen auch die auffallende Unversehrtheit der Gelenkfläche des Schienbeinaußenknorrens, der Be-ginn des Bruchspaltes innen von der Zwischenknorrenerhebung und die Impression in der Gelenkfläche des inneren Schienbeinknorrens für den geschilderten Unfallmechanismus.

Unfallhergang. Alle Abscherungsbrüche des ganzen äußeren Schien-beinknorrens sind bei *Verkehrsunfällen* entstanden, bei zwei Drittel handelte es sich um *Motorradfahrer* (Abb. 8 und 34) und bei einem Drittel um *Autofahrer* (Abb. 35). Wenn ein Motorradfahrer so stürzt, daß das verletzte Bein unter das umfallende Motorrad gerät, kann es zu einer *O-Vermehrung und Längsstauchung* des betroffenen Beines kommen.

Vordere Depressionsbrüche des äußeren Schienbeinknorrens
(Gruppe II,5) (Abb. 30 und 31)

Röntgenbild. 37,5% der Depressionsbrüche des äußeren Schienbeinknorrens sind vordere Depressionsbrüche. Bei dieser Bruchform beginnt im *ap.-Röntgenbild* der Bruchspalt in der Hälfte der Fälle innerhalb der Zwischenknorrenerhebung, bei den restlichen Verletzten direkt lateral davon oder in der Gelenkfläche des Außenknorrens (Abb. 30 und 31). Von dort verläuft er schräg nach außen zur infrakondylären Corticalis. Im *seitlichen Röntgenbild* sieht man den Bruch als Verdichtungszone, die Gelenkfläche des Außenknorrens ist nach vorn gekippt.

Im Gegensatz zu der auffälligen Unversehrtheit der Gelenkfläche des äußeren Schienbeinknorrens bei den Brüchen der Gruppe II, 4 finden wir bei den vorderen Depressionsbrüchen häufig eine *Impression* im vorderen Zentrum *des Außenknorrens* (Abb. 30 und 31). Der Schienbeinkopf kann durch Verschiebung des abgebrochenen Teiles nach außen *verbreitert* sein, zur Verrenkung oder Teilverrenkung des Unterschenkels kommt es aber nie. Oft wird der deprimierte Schienbeinknorren durch den Zug des äußeren Seitenbandes *im Sinne des Varus gekippt* (Abb. 30 und 31).

Unfallmechanismus. Brüche dieser Art können nur entstehen, wenn es durch die einwirkende Gewalt an einem *gestreckten* Kniegelenk zu vermehrter *Abduktion* mit oder ohne *Längsstauchung* kommt. Dabei stemmt sich der äußere Oberschenkelknorren gegen den vorn-seitlichen Anteil des Schienbeinaußenknorrens und treibt ihn in die Tiefe.

Unfallhergang. Bei einem Viertel der Verletzten handelte es sich um *Motorradfahrer*, die anderen Verunfallten wurden entweder von Autos niedergestoßen, von schweren Gegenständen direkt am gestreckten Kniegelenk getroffen oder stürzten auf ebener Erde und aus geringer Höhe (Abb. 30).

Hintere Depressionsbrüche des äußeren Schienbeinknorrens
(Gruppe II,6) (Abb. 9)

Röntgenbild. 37,5% der Depressionsbrüche des äußeren Schienbeinknorrens sind hintere Depressionsbrüche. Im *ap.-Röntgenbild* (Abb. 9) beginnt der Bruchspalt bei einem Drittel der Verletzten im Bereich der Zwischenknorrenerhebung, bei den übrigen entweder direkt lateral davon oder in der Gelenkfläche des Außenknorrens. Er verläuft schräg nach außen zur infrakondylären Corticalis. Im *seitlichen Röntgenbild* erstreckt er sich von vorn oben schräg nach hinten zur infrakondylären Corticalis.

Mit Verrenkungen und Teilverrenkungen gehen die hinteren Depressionsbrüche des äußeren Schienbeinknorrens nicht einher. Die Gelenkfläche des Innenknorrens ist unverletzt, dagegen zeigt die des *äußeren* Schienbeinknorrens häufig eine *Eindellung* als Zeichen der Gewalteinwirkung an dieser Stelle.

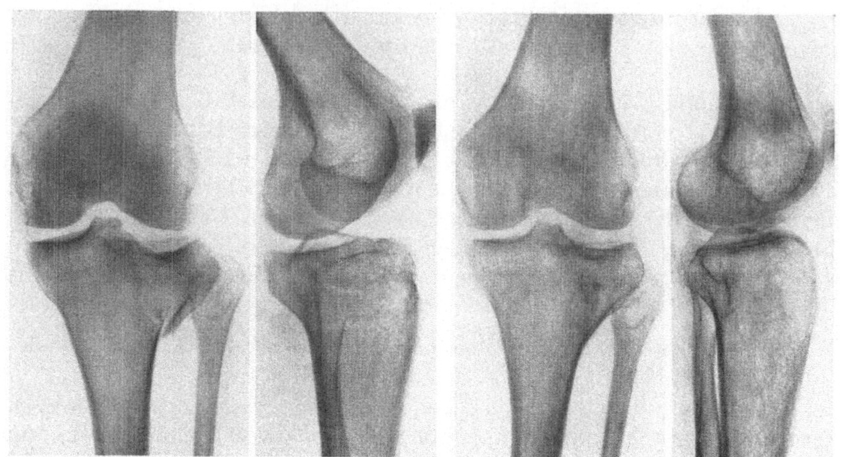

a 29. 5. 59   b 12. 11. 59

Abb. 9. 57j. Hausgehilfin. Am 29. 5. 59 Sturz beim Fensterputzen aus 2 m Höhe. *Depressionsbruch des li. äußeren Schienbeinknorrens (Gr. II,6)*, (a). Einrichtung durch O-Vermehrung und manuelle Kompression, gespaltener Oberschenkelgipsverband für 2 Wochen, danach Oberschenkel-Gehgipsverband für 8 Wochen. Gesamtbehandlungszeit 178 Tage, davon 19 stationär. Endbefund (b): Beide Kniegelenke bandfest, li. 175/80°, re. 180/50°. Keine Nachuntersuchung. Unfallrente (versicherter Arbeitsunfall): 16 Monate 25%, keine Dauerrente

Unfallmechanismus. Die hinteren Abscherungsbrüche des äußeren Schienbeinknorrens entstehen, wenn sich das Kniegelenk zum Zeitpunkt des Unfalls in *Beugestellung* befindet und unter *Abduktion* in der Längsachse *gestaucht* wird.

Unfallhergang. In der Unfallschilderung geben 40% der Verletzten einen *Sturz aus mäßiger Höhe* (Abb. 9) als Unfallereignis an, außerdem findet man noch Sturz auf ebener Erde und Unfälle von Motorrad- und Radfahrern.

Monokondyläre Impressionsbrüche des Schienbeinkopfes (Gruppe III)

Definition. Bei den monokondylären Impressionsbrüchen ist die *Eindellung der Gelenkfläche* eines Schienbeinknorrens für diese Bruchform kennzeichnend. Zusätzlich zu der Gelenkflächenimpression kommt es bei etwa der Hälfte dieser Brüche zur *Abspaltung eines Gelenkflächenrandes* oder zur Spaltbildung im verletzten Schienbeinknorren. Das Ausmaß der Spaltbildung und die Lokalisation und Breite des abgespaltenen Randes sind für den Einfluß des Bruches auf die Kniegelenkgesamtachse und die *Kniegelenkstabilität* ebenso wesentlich wie die Tiefe und Größe der Impression selbst.

Lokalisation. 138 (36,5%) aller frischen Schienbeinkopfbrüche waren monokondyläre Impressionsbrüche. Außerdem kamen noch 39 Verletzte mit einem nicht mehr frischen oder schon veralteten Bruch zur Nach- und Weiterbehandlung oder Beratung. Nur 2 (1,4%) der frischen Impressionsbrüche betrafen den inneren Schienbeinknorren. *Der monokondyläre Impressionsbruch ist somit eine für den Außenknorren typische Bruchform.*

Bruchformen. In Anlehnung an ENDER kann man die monokondylären Impressionsbrüche in drei *Untergruppen* einteilen:

III,1: Impressionsbrüche mit *intaktem Rand:* 76 Fälle (55,1%),
III,2: Impressionsbrüche mit *abgespaltenem Rand:* 46 Fälle (33,3%),
III,3: *Spalt*brüche *mit Imprimat:* 16 Fälle (11,6%).

Geschlecht. 87 (64%) der Verletzten waren *männlichen* und 51 (36%) *weiblichen* Geschlechts. Hinsichtlich der Geschlechtsverteilung besteht ein deutlicher Unterschied zwischen den schweren und leichten Formen von Impressionsbrüchen. Unter den 76 leichten Brüchen der Gruppe III,1 waren 56% Männer und unter den 62 schweren Brüchen der Gruppen III,2 und III,3 befanden sich 73% Männer. *Damit sind die Impressionsbrüche mit intaktem Rand die Bruchform, bei der wir am meisten weibliche Verletzte finden.*

Alter. Das Durchschnittsalter beträgt 51,3 Jahre. Die Verletzten der Gruppe III,1 sind durchschnittlich 52,6 Jahre, die der Gruppen III,2 und III,3 durchschnittlich 49,8 Jahre alt. Die Verletzten mit einem Impressionsbruch mit intaktem Rand weisen von allen Schienbeinkopfbruchformen das *höchste Durchschnittsalter* auf.

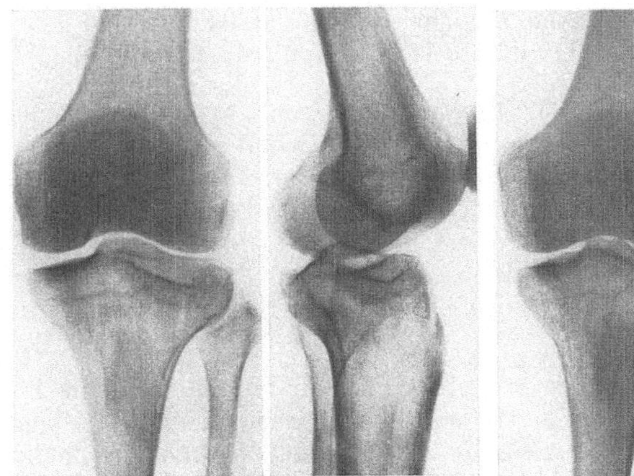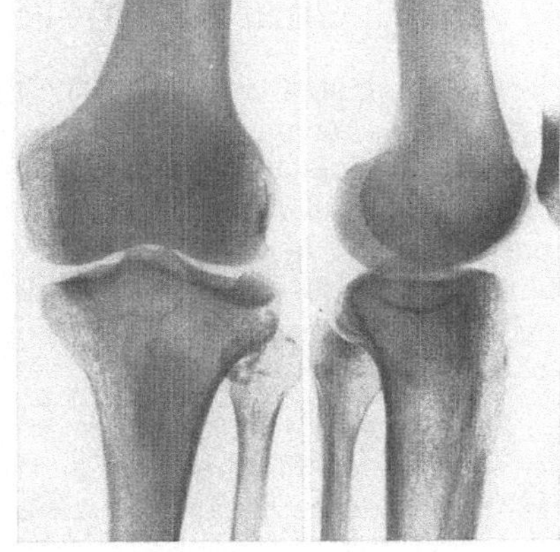

a 6. 3. 58   b 1. 7. 64

Abb. 10. 51j. Zimmermann. Am 6. 3. 58 Sturz aus 1 m Höhe. *Impressionsbruch des li. äußeren Schienbeinknorrens mit intaktem Rand (Gr. III,1),* (a). 10 Tage Lagerung auf Braunscher Schiene, dann Oberschenkel-Gehgipsverband für 7 Wochen. Gesamtbehandlungszeit 109 Tage, davon 12 stationär. Bei Behandlungsende Knie li. 170/80°, re. 175/50°. Nach 6 Jahren (b): Arbeitet als Zimmermann, leichte Beschwerden, Gang normal, Kniegelenk bds. 180/50° und seitengleich bandfest

2*

Monokondyläre Impressionsbrüche mit intaktem Rand
(Gruppe III,1) (Abb. 10)

Röntgenbild. Die monokondylären Impressionsbrüche mit intaktem Rand sind mit 55% die häufigste Bruchform unter den monokondylären Impressionsbrüchen (Abb. 10). Sie sind dadurch gekennzeichnet, daß nur Teile der Gelenkflächen eines Schienbeinknorrens eingedellt sind, *der Rand aber unverletzt bleibt.*

Die Impression betrifft meist das Zentrum der Gelenkfläche des äußeren Schienbeinknorrens. Nur 12% der Imprimate sind mehr als 1 cm in die Tiefe getrieben und lediglich 40% der Impressionen sind im ap.-Röntgenbild breiter als die Hälfte der Gelenkfläche des äußeren Schienbeinknorrens.

77% der Impressionsbrüche mit intaktem Rand gehen ohne Vermehrung des Kniegelenkgesamtvalgus einher. Unter den 23% mit verstärktem Valgus ist die Achsenknickung bei 18% geringer als 5°. *Es ist also nur bei 5% der Impressionsbrüche mit intaktem Rand die Impression so tief und großflächig, daß der äußere Oberschenkelknorren auf dem stehengebliebenem Rand des Schienbeinknorrens keine genügende Abstützung mehr findet.*

Eine Verbreiterung des Schienbeinkopfes sowie eine Verrenkung oder Teilverrenkung im Kniegelenk kommt bei Impressionsbrüchen mit intaktem Rand nicht vor.

Monokondyläre Impressionsbrüche mit abgespaltenem Rand
(Gruppe III,2) (Abb. 11, 12, 13, 14, 37, 38, 42, 43, 51 und 52)

Röntgenbild. Bei den 46 (33%) monokondylären Impressionsbrüchen mit abgespaltenem Rand ist die *Kniegelenkstabilität* wesentlich mehr *beeinträchtigt* als bei den Impressionsbrüchen mit intaktem Rand. Die *Breite des abgespaltenen Randes* beträgt nur bei einem Fünftel der Verletzten ein Drittel der Gelenkfläche des Schienbeinaußenknorrens, es handelt sich also überwiegend um schmale Ränder. In 77% der Fälle führt die Randabspaltung zu einer Verbreiterung des Schienbeinkopfes im ap.-Röntgenbild.

Die *Impressionen* sind gewöhnlich tiefer und großflächiger als bei den Impressionsbrüchen mit intaktem Rand. Im ap.-Röntgenbild sind die Imprimate bei 74% tiefer als 1 cm in den Schienbeinknorren hineingeschlagen und breiter als die Hälfte der Gelenkfläche.

Bei ebenfalls 74% der Verletzten kommt es infolge der tiefen und großflächigen Imprimate mit zusätzlicher Abspaltung eines seitlichen Randes zu einer Vermehrung des Kniegelenkgesamtvalgus. Die *Achsenknickung* beträgt bei 46% 5° und mehr.

Eine Verrenkung bzw. Teilverrenkung im Kniegelenk tritt bei Impressionsbrüchen mit abgespaltenem Rand nicht auf.

Lokalisation und Breite der Randabspaltung und Kniegelenkstabilität.
Die Kniegelenkstabilität und die Möglichkeit, dem äußeren Oberschenkelknorren durch eine konservative Einrichtung wieder eine hinreichende
Abstützung zu verschaffen, hängt im wesentlichen von der *Lokalisation
und der Breite* des abgespaltenen Randes ab.

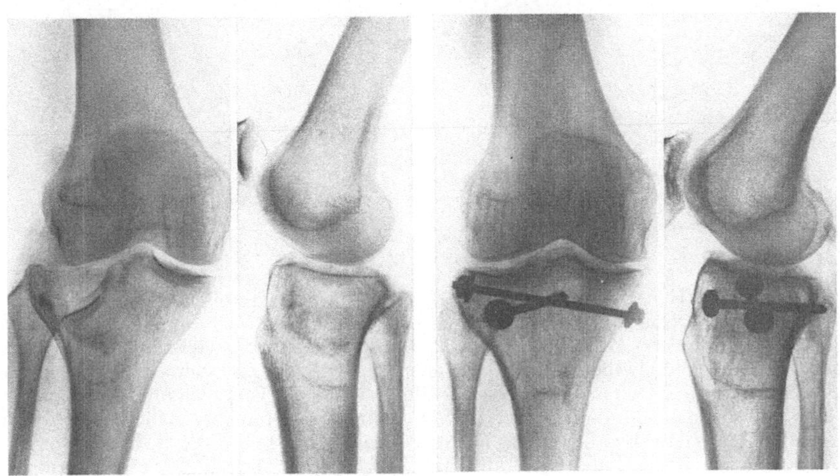

a 17. 4. 53   b 2. 9. 64

Abb. 11. 56j. Hausbesorgerin. Am 17. 4. 53 Sturz vom Hocker. *Impressionsbruch
des re. äußeren Schienbeinknorrens mit tiefem großflächigen Imprimat und Abspaltung eines schmalen seitlichen Randes (Gr. III,2a),* (a). Operative Hebung und
Unterfütterung der Impression mit Spänen aus der Knochenbank, Verschraubung
des abgespaltenen seitlichen Randes, gespaltener Oberschenkelgipsverband für 4
Wochen, danach geschlossener Oberschenkelgipsverband für 6 Wochen. Anlegung
des Gehbügels nach der 6. Behandlungswoche. Gesamtbehandlungszeit 338 Tage,
davon 35 stationär. Endbefund: Knie re. 170/110°, li. 180/60°. Vergleiche dazu
Abbildung 37. Nach 11 Jahren (b): Arbeitet als Hausbesorgerin, keine Beschwerden, Gang normal, beide Kniegelenke bandfest, re. 180/80°, li. 180/60°

Bei 38 Impressionsbrüchen mit Abspaltung eines *seitlichen Randes*
weist das primäre Röntgenbild 33mal (87%) eine Vermehrung des Kniegelenkgesamtvalgus auf (Abb. 11). Bei 8 weiteren Verletzten, bei denen
die Impression die vordere Hälfte der Gelenkfläche des äußeren Schienbeinknorrens betrifft, ist der Rand nicht direkt seitlich, sondern *vorn-
seitlich* abgespalten. Das sind die Fälle, bei denen man auf dem im sagittalen Strahlengang angefertigten Röntgenbild nur eine sehr geringfügige
Verbreiterung sieht und die hintere Hälfte des Schienbeinkopfes trotz
der vorn gelegenen Impression durchgehend intakt findet (Abb. 13, 38
und 51). Bei 7 von 8 Verletzten mit solchen Brüchen zeigt das primäre
Röntgenbild keine Achsenknickung, obwohl immer tiefe Impressionen
vorlagen.

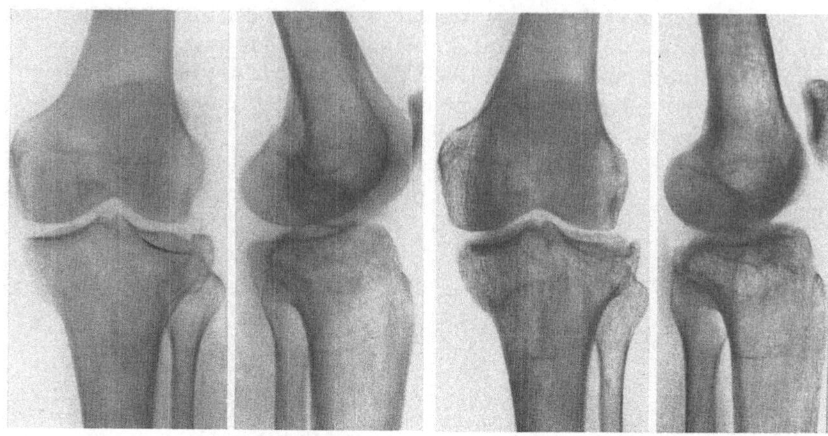

a 5. 3. 59　　　　　　　　　　　　b 22. 6. 64

Abb. 12. 58j. Hilfsarbeiter. Am 5. 3. 59 vom Lkw niedergestoßen. *Impressionsbruch des li. äußeren Schienbeinknorrens mit weniger tiefem Imprimat und Abspaltung eines schmalen seitlichen Randes (Gr. III,2b)*, (a). Gleichzeitig Gehirnkontusion und linksseitiger Schlüsselbeinbruch. 3 Wochen Bettruhe, dann Oberschenkel-Gehgipsverband für 5 Wochen. Gesamtbehandlungszeit 123 Tage, davon 34 stationär. Endbefund: Knie li. 175/55°, re. 175/50°. Nach 5 Jahren (b): Arbeitet als Hilfsarbeiter, mittlere Beschwerden, leichtes Hinken, li. bei X-Vermehrung mäßige Unstabilität. Kniegelenke bds. 180/50°. Unfallrente (versicherter Arbeitsunfall):
12 Monate 30%, 7 Monate 20%, keine Dauerrente

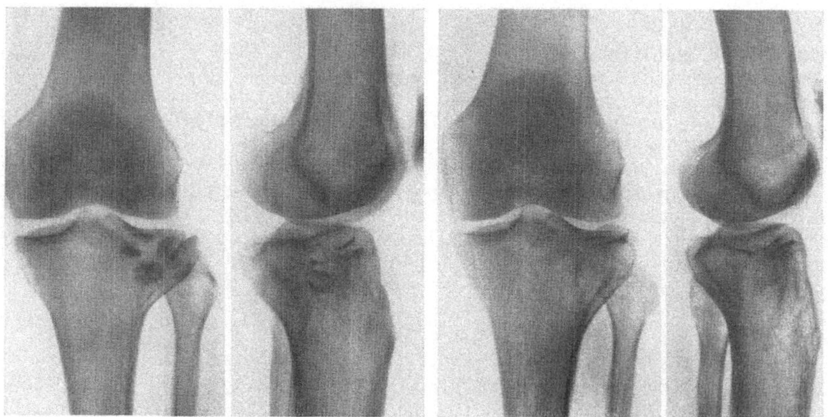

a 6. 5. 58　　　　　　　　　　　　b 29. 6. 64

Abb. 13. 36j. Chauffeur. Am 6. 5. 58 Autozusammenstoß. *Impressionsbruch des li. äußeren Schienbeinknorrens mit Abspaltung eines vorn-seitlichen Randes (Gruppe III,2c)*, (a). Gleichzeitig Gehirnkontusion und rechtsseitiger Schienbeinbruch. Einrichtung durch O-Vermehrung und manuelle Kompression, Oberschenkel-Spaltgipsverband für 3 Wochen, danach Oberschenkel-Gehgipsverband für 5 Wochen. Gesamtbehandlungszeit 139 Tage, davon 23 stationär. Endbefund: Knie li. 175/70°, re. 180/60°. Vergleiche dazu Abbildung 51. Nach 6 Jahren (b): Arbeitet als Lkw-Chauffeur. Leichte Beschwerden, Gang normal, Kniegelenk bds. 180/60°, li. leichte Unstabilität bei X-Vermehrung. Unfallrente (versicherter Arbeitsunfall): 6 Monate
40%, 25 Monate 30%, Dauerrente 20% (Mitverletzungen!)

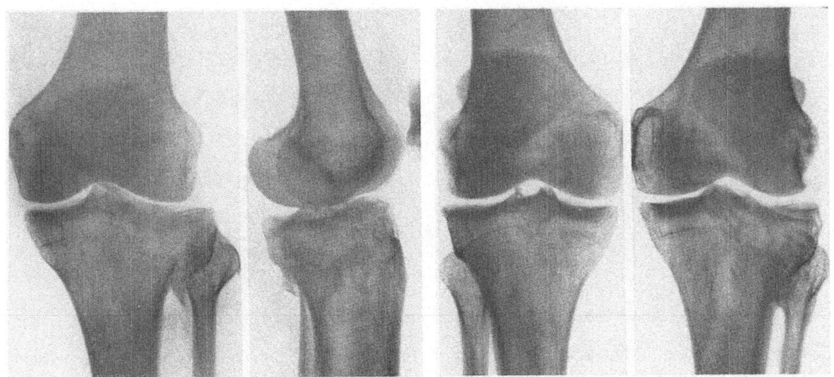

a 5. 1. 59   b 22. 9. 64

Abb. 14. 59j. Dreher. Am 5. 1. 59 Sturz auf der Straße. *Impressionsbruch des li. äußeren Schienbeinknorrens mit Abspaltung eines breiten seitlichen Randes (Gruppe III,2d)*, (a). Einrichtung durch Zusammendrücken des Schienbeinkopfes unter O-Vermehrung im Kniegelenk, Oberschenkel-Spaltgipsverband für 10 Tage, danach Oberschenkel-Gehgipsverband für 7 Wochen. Gesamtbehandlungszeit 128 Tage, davon 21 stationär. Endbefund: Knie li. 175/75°, re. 175/65°. Nach 5 Jahren (b): Vorzeitige Altersrente, keine Beschwerden, normaler Gang. Knie bds. 180/65°, li. bei X-Vermehrung angedeutet unstabil. Bds. Arthrose 3. Grades (b)

Bruchformen. Auf Grund der sich aus der Lokalisation und Breite des abgespaltenen Randes und der Tiefe der Impression ergebenden unterschiedlichen Behandlungsindikationen empfiehlt es sich, die monokondylären Impressionsbrüche mit abgespaltenem Rand in 4 *Untergruppen* zu unterteilen.

III,2a   Impressionsbrüche mit *tiefem und großflächigem* Imprimat und Abspaltung eines *schmalen seitlichen* Randes. Dazu gehören 46% aller Brüche der Gruppe III,2 (Abb. 11, 37, 42 und 43).

III,2b   Impressionsbrüche mit *weniger* tiefem und großflächigem Imprimat und Abspaltung eines *schmalen seitlichen* Randes. Dazu gehören 22% aller Brüche der Gruppe III,2 (Abb. 12).

III,2c   Impressionsbrüche mit Abspaltung eines *schmalen vorn-seitlichen* Randes. Dazu gehören 17% aller Brüche der Gruppe III,2 (Abbildung 13, 38 und 51).

III,2d   Impressionsbrüche mit Abspaltung eines seitlichen Randes, dessen Breite größer ist als ein Drittel der Breite der Gelenkfläche des äußeren Schienbeinknorrens. Dazu gehören 15% aller Brüche der Gruppe III,2 (Abb. 14 und 52).

Impressionsbrüche des inneren Schienbeinknorrens mit abgespaltenem Rand wurden im Unfallkrankenhaus Wien XX nicht beobachtet. Russe hat auf der ersten Sitzung der Österreichischen Gesellschaft für Unfallchirurgie einen derartigen Fall demonstriert (Abb. 15).

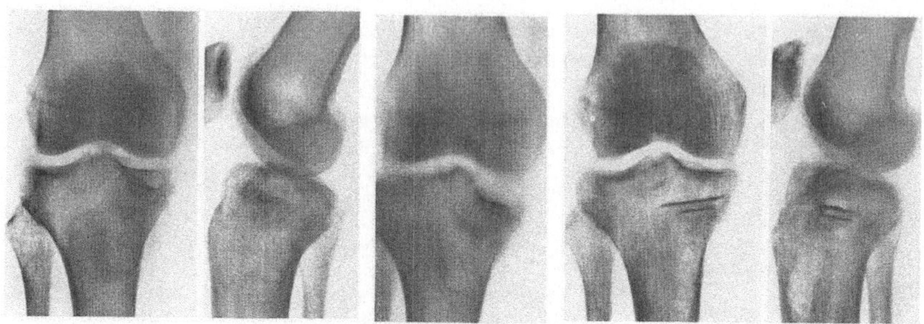

a 25. 7. 64　　　　b 25. 7. 64　　　　c 2. 10. 64

Abb. 15. 41j. Geschäftsfrau. Am 25. 7. 64 Sturz. *Impressionsbruch des inneren Schienbeinknorrens mit Abspaltung eines schmalen seitlichen Randes (Gr. III,2a),* (a); (b) Röntgenschichtaufnahme. Operative Hebung und Unterfütterung des Imprimats mit Eigenspänen, Oberschenkel-Spaltgipsverband für 2 Wochen, danach Oberschenkel-Gehgipsverband für 8 Wochen (c). — (Die Röntgenbilder dieser Verletzten verdanke ich Herrn Primarius Dr. RUSSE, Unfallkrankenhaus Wien XII)

Monokondyläre Spaltbrüche mit Imprimat
(Gruppe III,3) (Abb. 16, 39, 40 und 41)

Unfallmechanismus. Die Spaltbrüche mit Imprimat unterscheiden sich von den Impressionsbrüchen mit abgespaltenem Rand im *Unfallmechanismus* und auch darin, daß sich bei ihnen die Verbreiterung in etwa der Hälfte der Fälle *konservativ nicht* hinreichend beseitigen läßt.

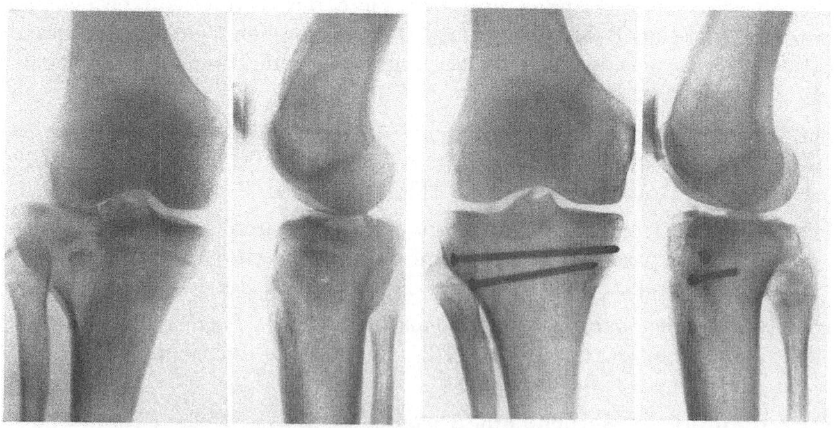

a 28. 10. 51　　　　　　　　b 13. 1. 52

Abb. 16. 30j. Monteur. Am 28. 10. 51 beim Fußballspiel Torwart gegen das re. Bein gefallen. *Spaltbruch des re. äußeren Schienbeinknorrens mit Imprimat (Gruppe III,3)* mit Riß des inneren Knieseitenbandes (a). Operative Einrichtung: Entfernung des Imprimats, Verschraubung, Fixation des abgelösten Meniscus an der richtigen Stelle. Oberschenkel-Spaltgipsverband für 3 Wochen, danach Oberschenkel-Gehgipsverband für 7 Wochen. Gesamtbehandlungszeit 97 Tage, davon 22 stationär. Endbefund (b): Unbehinderter Gang, Knie re. 180/110°, li. 180/50°. Keine Nachuntersuchung

Während bei den Impressionsbrüchen der äußere Oberschenkelknorren den Schienbeinknorrenrand erst dann abspaltet, wenn er die Gelenkfläche zerstört und in die Tiefe getrieben hat, kommt es bei den Spaltbrüchen mit Imprimat unter Verbreiterung des Schienbeinkopfes zuerst zu einer Abspaltung der äußeren Hälfte des Schienbeinknorrens. Beim Einbrechen in den entstandenen Spalt nimmt der Oberschenkelknorren einen meist zentral gelegenen Teil der Gelenkfläche mit in die Tiefe (Abb. 16, 39, 40 und 41). Weil es sich sowohl bei dem Schienbeinkopf-Hauptfragment als auch bei dem abgespaltenen Teil um kompakte Bruchstücke handelt, können bei Spaltbrüchen mit Imprimat die in die Tiefe des Spaltes hinabgetriebenen Teile trotz ihrer geringen Größe oft eine wirksame Kompression des verbreiterten Schienbeinkopfes vereiteln.

Röntgenbild. Das *Imprimat* ist zwar in 63% der Fälle tiefer als 1 cm, es ist aber im ap.-Röntgenbild nicht sehr breit. Die Hälfte der Imprimate erreicht nur ein Drittel der Breite des verletzten Schienbeinknorrens (Abb. 16 und 41), auch der Rest nur höchstens dessen halbe Breite (Abb. 39 und 40).

Die *Kniegelenkstabilität* ist bei den Spaltbrüchen mit Imprimat ebenso *beeinträchtigt* wie bei den Impressionsbrüchen mit abgespaltenem Rand. Bei 71% dieser Brüche kommt es zu einer *Achsenknickung*, die bei 44% größer als 5° ist. Mit einer Verrenkung oder Teilverrenkung im Kniegelenk gehen Spaltbrüche mit Imprimat nicht einher.

Monokondyläre Spaltbrüche ohne Imprimat
(Gruppe III,4)

Monokondyläre Spaltbrüche *ohne Imprimat* sind *sehr selten*. Im Unfallkrankenhaus Wien XX wurden 5 Verletzte mit frischen Brüchen dieser Art (1,3% aller frischen Brüche) und 2 mit veralteten Brüchen behandelt. Es lag niemals eine wesentliche Verbreiterung oder Achsenknickung vor.

Unfallmechanismus bei monokondylären Impressions-
und Spaltbrüchen

HULTEN konnte in *Leichenversuchen* die typischen Eindellungsbrüche der Gelenkfläche des äußeren Schienbeinknorrens durch *X-Vermehrung* erzeugen, fand aber, daß es bei kräftigem Knochenbau durch X-Vermehrung allein eher zu einer Zerreißung des inneren Knieseitenbandes kommt und Eindellungsbrüche des Außenknorrens nur bei schwachem Knochenbau auftreten. Deshalb nahm HULTEN für die Entstehung der *in vivo* häufigen Eindellungsbrüche *zusätzlich* eine *Stauchungskomponente* an. Auch nach MARTIN sind Brüche des äußeren Schienbeinknorrens in erster Linie eine Folge längsstauchender axialer Kräfte.

Bei der Besprechung des Bruchmechanismus der monokondylären Depressionsbrüche des inneren Schienbeinknorrens wurde schon darauf hingewiesen, daß es bei *Längsstauchung* des Beines unter Dehnung der Kniegelenkbänder zunächst zu einer Vermehrung der physiologischen Valgusstellung mit *Teilverrenkung des Unterschenkels nach außen* kommt. Vom *Knochenbau* des Verletzten einerseits und der *Art, Richtung und Stärke* sowie dem *Ansatzpunkt* der einwirkenden Gewalt andererseits hängt es dann weiter ab, welche Kniegelenkverletzung entsteht.

Ohne daß man das komplizierte Zusammenspiel der genannten Faktoren im Einzelfall erkennen kann, kann man doch beim *Überwiegen abduzierender Kräfte* und *starkem Knochenbau* eher einen Riß des inneren Knieseitenbandes erwarten; stehen dagegen *starke längsstauchende Gewalten* im Vordergrund, wird es zu Depressionsbrüchen des äußeren bzw. inneren Schienbeinknorrens oder zu schweren Formen von Impressionsbrüchen des äußeren Schienbeinknorrens mit Randabspaltung kommen. Eine *schwache axiale Einwirkung* kann sich schon beim Einbruch des äußeren Oberschenkelknorrens in die Gelenkfläche des Schienbeinaußenknorrens erschöpfen. Ebenso kann, wie HULTEN zeigte, *bei schwachem Knochenbau verstärkte X-Vermehrung* allein vor oder unter gleichzeitigem Riß des inneren Seitenbandes zu einem Eindellungsbruch des äußeren Schienbeinknorrens führen.

Daß für die Entstehung der Impressionsbrüche mit intaktem Rand auch das *Geschlecht und Alter* eine Rolle spielen, beweist die Tatsache, daß diese Bruchform mit 48,2% die meisten weiblichen Verletzten und mit 53,3 Jahren das höchste Durchschnittsalter aufweist. *Frauen* in diesem Alter sind aus verschiedenen Gründen für einen leichten Impressionsbruch des äußeren Schienbeinknorrens *disponiert*. Zunächst haben Frauen einen stärkeren Kniegelenkvalgus und einen zarteren Knochenbau als Männer. Weiterhin besteht im Postklimakterium häufig eine Übergewichtigkeit, wodurch zwischen Knochenbau und Gewicht ein Mißverhältnis zustande kommt, das durch das Auftreten einer präsenilen Osteoporose, die bei Frauen um das 50. Lebensjahr etwa fünfmal häufiger einsetzt als bei Männern (JESSERER), noch vergrößert werden kann.

Auf den *Unfallmechanismus der Spaltbrüche* mit und ohne Imprimat wurde schon bei der Besprechung dieser Bruchform eingegangen. HULTEN hat als Ursache der Entstehung der Spaltbrüche experimentell einen *Überstreckungsmechanismus* gefunden. Bei extremer Überstreckung gerät infolge der Schlußrotation des Unterschenkels der Rand des äußeren Oberschenkelknorrens in den Bereich zwischen der Zwischenknorrenerhebung und dem Vorderhorn des äußeren Meniscus. In dieser Stellung kann er mit seiner scharfen Kante die äußere Kante des Schienbeinknorrens abspalten.

Unfallhergang. In den anamnestischen Angaben finden wir für die monokondylären Impressionsbrüche als Unfallursache nach der Häufigkeit gereiht *Sturz aus der Höhe, direkte Gewalteinwirkung im Bereich des Kniegelenks*, Verletzung beim Sport und solche im Straßenverkehr.

Bikondyläre und infrakondyläre Schienbeinkopfbrüche
(Gruppe IV)

Bruchformen. Die Gruppe der 110 (29,1%) bi- und infrakondylären Schienbeinkopfbrüche besteht aus einer Reihe sehr verschiedener Bruchformen. Die Mannigfaltigkeit der Formen entspricht der Vielzahl von Kombinationsvarianten, die sich aus dem gleichzeitigen Vorkommen verschiedenartiger Brüche an 2 Schienbeinknorren und dem oft zusätzlichen infrakondylären Bruch ergeben. Dennoch können wir alle Brüche in eine der folgenden 4 *Gruppen* einteilen:

IV,1: Bikondyläre Depressions-*Beugungs*brüche   (25 Fälle; 22,7%),

IV,2: Bikondyläre Depressions-*Überstreckungs*-
brüche   (28 Fälle; 25,5%),

IV,3: Bikondyläre Schienbeinkopfbrüche mit
Imprimat am Außenknorren   (39 Fälle; 35,4%),

IV,4: *Infrakondyläre* Schienbeinkopfbrüche
mit oder ohne Gelenkbeteiligung   (18 Fälle; 16,4%).

Außerdem kamen noch 34 Verunfallte mit einem nicht mehr frischen oder schon veralteten Bruch in das Unfallkrankenhaus.

Geschlecht. 86 (78,3%) der Verletzten waren *männlichen* und 24 (21,7%) *weiblichen* Geschlechts. Am höchsten war der Prozentsatz der Männer bei den Depressions-Überstreckungsbrüchen mit 96,4%, am geringsten bei den bikondylären Brüchen mit Impression am Außenknorren mit 61,5%. Die Gruppe der bi- und infrakondylären Brüche ist die Gruppe mit den meisten männlichen Verletzten.

Alter. Das *Durchschnittsalter* der Verletzten mit einem frischen bi- oder infrakondylären Schienbeinkopfbruch betrug 46,5 Jahre. Am ältesten waren Verletzte mit einem bikondylären Bruch mit Impression am Außenknorren mit 50,5 Jahren, in den anderen Gruppen war das Durchschnittsalter 44,3 Jahre.

Unfallhergang. Etwa 50% aller bi- und infrakondylären Brüche entstehen bei *Verkehrsunfällen*, wobei die *Motorrad- und Radfahrer* mit 35% den Hauptanteil stellen, es folgen die Fußgänger mit etwa 10% und die Autofahrer mit 4%. Weitere 32% zogen sich den Bruch durch *Sturz aus der Höhe* zu, bei 12% werden direkte Gewalteinwirkung im Kniegelenkbereich und bei 8% Sturz auf ebener Erde als Unfallursache angegeben.

Bikondyläre Depressions-Beugungsbrüche
(Gruppe IV,1) (Abb. 17, 18, 19, 44, 45, 48 und 49)

Röntgenbild. 25 (22,7%) der Brüche beider Schienbeinknorren sind Depressionsbrüche, die bei der *Längsstauchung gebeugter Kniegelenke* entstehen. Für das *ap.-Röntgenbild* ist es typisch, daß die beiden Bruchspalte in den Gelenkflächen nahe der Zwischenknorrenerhebung beginnen und von dort schräg nach innen und außen zur infrakondylären Corticalis verlaufen (Abb. 18 und 19). Es entsteht so das Bild eines

umgekehrten „V". Es kommt auch vor, daß im ap.-Röntgenbild nur
ein infrakondylärer Querbruch oder nur der Abbruch eines Schienbeinknorrens sichtbar ist (Abb. 45) und sich die hinteren Abscherungen nur
in der Verdoppelung der Gelenkflächenkonturen darstellen (Abb. 17).

Oft sieht man erst im *seitlichen Röntgenbild* deutlich, daß es sich um
hintere Abscherungsbrüche der Schienbeinknorren handelt. Bei einem
Viertel der Fälle beginnt der Bruchspalt außerhalb der Gelenkfläche
in der Corticalis direkt unterhalb des vorderen Schienbeinknorrenrandes (Abb. 18), bei einem weiteren Viertel im Vorderrand selbst (Abb. 19)
und bei der restlichen Hälfte in der Mitte der Schienbeingelenkfläche

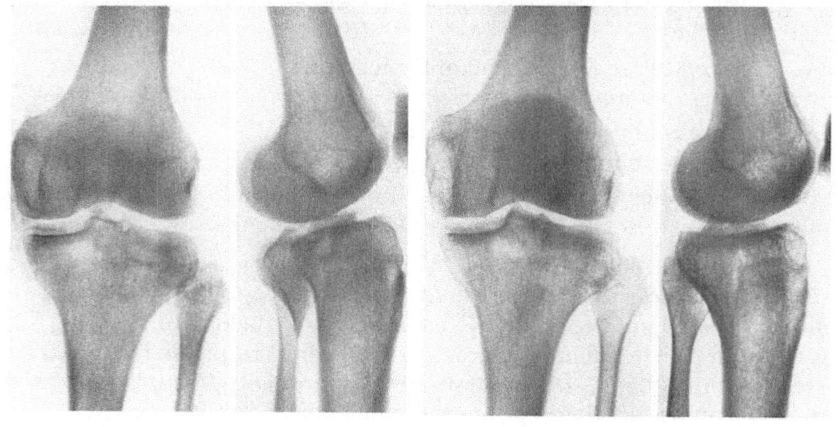

a 28. 5. 58   b 29. 6. 64

Abb. 17. 26j. Schlosser. Am 28. 5. 58 Motorradsturz. *Bikondylärer Depressions-
Beugungsbruch des li. Schienbeinkopfes (Gr. IV,1)*, (a). Einrichtung im Schraubenzugapparat, Oberschenkel-Spaltgipsverband mit gleichzeitigem Fersenbeinnagel-
Dauerzug mit 6 kg für 4 Wochen, danach Oberschenkel-Gehgipsverband für weitere 6 Wochen. Gesamtbehandlungszeit 138 Tage, davon 26 stationär. Endbefund:
Knie li. 175/60°, re. 180/45°. Nach 6 Jahren (b): Berufswechsel aus wirtschaft-
lichen Gründen. Leichte Beschwerden, normaler Gang, beide Kniegelenke bandfest, li. 180/55°, re. 180/45°. Unfallrente (versicherter Arbeitsunfall): 10 Monate
30%, 20 Monate 20%, keine Dauerrente

(Abb. 17). In allen Fällen verläuft der Bruchspalt im seitlichen Röntgenbild von vorn oben schräg nach infrakondylär hinten und schert
einen mehr oder weniger großen Anteil der Schienbeinknorren nach
hinten ab.

52% der Depressions-Beugungsbrüche gehen mit einer *Verbreiterung*
des Schienbeinkopfes einher, bei 12% ist die Verbreiterung größer als
ein Fünftel der Schienbeinkopfbreite (Abb. 18 und 44). Bei 84% zeigt
das Röntgenbild *Stufen* in der Gelenkfläche und einen Niveauunterschied
zwischen den beiden Schienbeinknorren-Gelenkflächen, die bei 44%
5 mm und mehr betragen (Abb. 17, 18, 44 und 45).

88% dieser Brüche führen zu Veränderungen der Kniegelenkgesamtachsen, die bei 64% größer als 5° sind. Die häufigsten *Achsenknickungen*

sind die im Sinne des Valgus und der *Antekurvation* bei 56% und 52% der Verletzten (Abb. 17, 18, 19, 44 und 45), Achsenknickungen im Sinne des Varus und der Rekurvation sind mit 20% und 8% seltener. Die genannten Achsenknickungen treten meist miteinander kombiniert auf, am häufigsten finden wir die Kombination von Valgus und Antekurvation bei 40% der Depressions-Beugungsbrüche.

Unfallmechanismus. ENDER hat die Brüche dieser Gruppe als „Beugungsbrüche" bezeichnet. Das ist nur insofern berechtigt, als die *Beugestellung* des Kniegelenks eine Vorbedingung für die Entstehung hinterer Abscherungsbrüche darstellt. Schon DITTEL hat aber darauf hingewiesen, daß mit Ausnahme von Rissen des vorderen Kreuzbandes experimentell durch übermäßige Beugung im Kniegelenk keine Verletzung erzeugt werden kann.

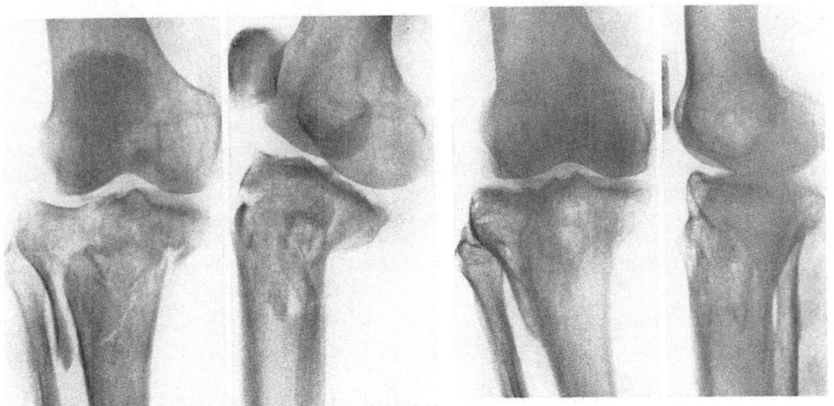

a 24. 7. 59   b 12. 6. 64

Abb. 18. 55j. Köchin. Am 24. 7. 59 Sturz. *Bikondylärer Depressions-Beugungsbruch des re. Schienbeinkopfes (Gr. IV,1)*, (a). Einrichtung im Schraubenzugapparat, Osteosynthese mit gekreuzten Bohrdrähten, Oberschenkel-Spaltgipsverband mit gleichzeitigem Fersenbeinnagel-Dauerzug mit 5 kg für 6 Wochen, danach Entfernung der Bohrdrähte und Anlegung eines Oberschenkel-Gehgipsverbandes für 6 Wochen. Gesamtbehandlungszeit 219 Tage, davon 42 stationär. Endbefund: Knie re. 170/90°, li. 180/40°. Nach 5 Jahren (b): Arbeitet als Köchin, mittlere Beschwerden, leichtes Hinken, re. äußerlich sichtbarer Varus, vorderes Schubladen-Phänomen, leichte Unstabilität bei X-Vermehrung. Knie re. 180/60°, li. 180/40°. (b) zeigt infrakondylär einen Varus von 10°, der leicht hätte vermieden werden können! Unfallrente (versicherter Arbeitsunfall): 7 Monate 100%, 34 Monate 30%, Dauerrente 30%

Auch bei den bikondylären „Beugungsbrüchen" des Schienbeinkopfes handelt es sich um Stauchungsbrüche bei in Beugestellung befindlichem Kniegelenk. Für den Stauchungsmechanismus sprechen die Tatsache, daß bei einer Reihe schwerer Brüche dieser Gruppe der Schienbeinschaft in den Schienbeinkopf hineingestaucht ist und die Angaben der Verletzten über den Unfallhergang. 41% der Verunfallten zogen sich den Bruch durch *Sturz aus Höhen* von 1 bis 15 m (Abb. 44, 45 und 48), 28% bei *Motorrad- und Fahrradunfällen* zu (Abb. 17 und 49).

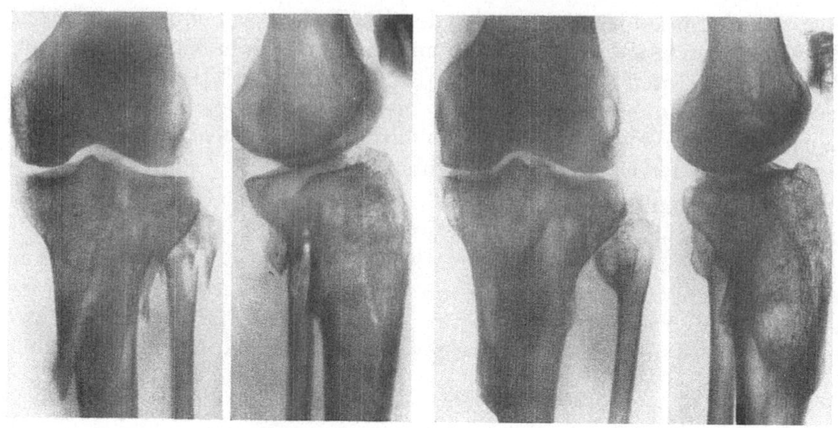

a 24. 3. 58   b 30. 6. 64

Abb. 19. 52j. Elektriker. Am 24. 3. 58 200 kg auf linkes Bein gefallen. *Offener bikondylärer Depressions-Beugungsbruch des li. Schienbeinkopfes (Gr. IV,1)* mit Bruch des Wadenbeinköpfchens (a). Wundversorgung, manuelle Einrichtung, Fixation mit percutan eingeführten gekreuzten Bohrdrähten. Oberschenkel-Spaltgipsverband mit gleichzeitigem Fersenbeinnagel-Dauerzug mit 4 kg für 4 Wochen, dann Oberschenkel-Gehgipsverband für 16 Wochen. Gesamtbehandlungszeit 230 Tage, davon 36 stationär. Endbefund: Knie li. 180/85°, re. 180/55°. Nach 6 Jahren (b): Arbeitet als Elektriker. Leichte Beschwerden, leichtes Hinken, li. Bein 1,5 cm verkürzt, beide Kniegelenke bandfest, li. 180/60°, re. 180/45°. Unfallrente (versicherter Arbeitsunfall): 2 Monate 100%, 12 Monate 30%, Dauerrente 20%

Bikondyläre Depressions-Überstreckungsbrüche
(Gruppe IV,2) (Abb. 20, 21, 22, 46 und 53)

Röntgenbild. 28 (25,5%) der bi- und infrakondylären Schienbeinkopfbrüche sind Depressions-Überstreckungsbrüche. *Sie entstehen durch Längsstauchung des im Kniegelenk gestreckten oder überstreckten Beines.* Im *ap.-Röntgenbild* finden wir drei typische Verlaufsformen der Bruchspalten. Bei 61% der Verletzten entsteht das Bild eines umgekehrten „Y" (Abb. 20 und 21), bei 26% ergibt sich die Figur eines umgekehrten „T", (Abb. 22) und bei den restlichen 13% der Depressions-Überstreckungsbrüche finden wir die Form eines umgekehrten asymmetrischen „Y".

Erst im *seitlichen Röntgenbild* erkennt man den für die Depressions-Überstreckungsbrüche typischen Verlauf des Bruches. Er beginnt an der hinteren Kante der Schienbeingelenkfläche oder nur wenig infrakondylär davon (Abb. 20, 21, 22, 46 und 53) und verläuft von dort schräg nach vorn unten zur vorderen Corticalis des Schienbeins. *Die abgebrochenen Schienbeinknorren sind nach vorn gekippt,* so daß die physiologische Abdachung der Schienbeingelenkfläche nach hinten verschwindet oder sogar eine absolute *Rekurvation* eintritt. Während im vorderen Bereich des Schienbeinknorrens eine Verdichtung entsteht, bildet sich an der hinteren Corticalis ein klaffender Bruchspalt.

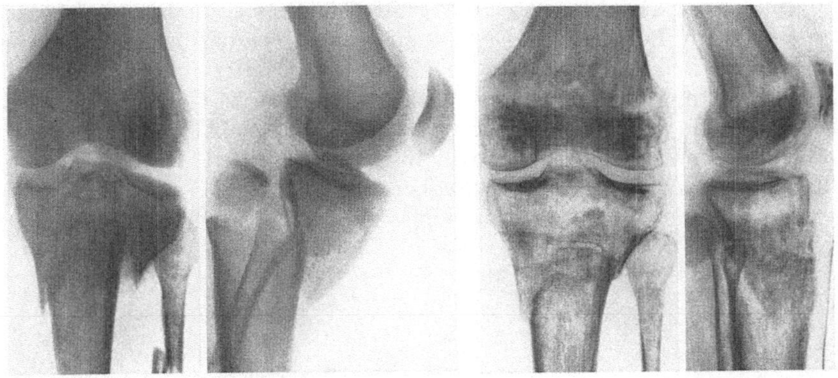

a 15. 5. 55   b 29. 9. 55

Abb. 20. 25j. Mechaniker. Am 15. 5. 55 Motorradsturz. *Bikondylärer Depressions-Überstreckungsbruch des li. Schienbeinkopfes (Gr. IV,2)*, (a), mit Durchblutungsstörung unterhalb des Kniegelenks sowie Bruch des li. Oberschenkels und Verrenkung des re. Fußes unter dem Sprungbein mit Bruch des Sprungbeines. Manuelle Einrichtung, die Durchblutung bessert sich danach sofort. Fersenbeinnagel-Dauerzug mit 3 kg und suprakondylärer Oberschenkel-Dauerzug mit 5 kg für 12 Wochen, dann Brust-Becken-Bein-Gehgipsverband für 6 Wochen. Anschließend stationäre Übungsbehandlung im Rehabilitationszentrum. Dauer der durchweg stationären Behandlung 180 Tage. Endbefund (b): Beinverkürzung li. 1 cm, beide Kniegelenke bandfest, li. 170/105°, re. 180/50°. Keine Nachuntersuchung

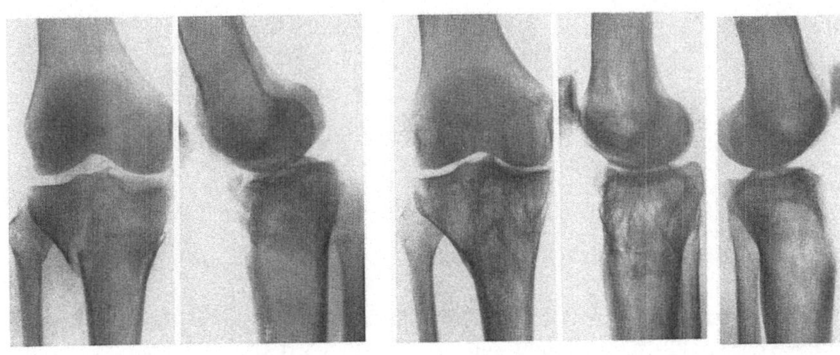

a 25. 1. 54   b 27. 8. 64   c 27. 8. 64

Abb. 21. 50j. Vertreter. Am 25. 1. 54 Autozusammenstoß. *Bikondylärer Depressions-Überstreckungsbruch des re. Schienbeinkopfes (Gr. IV,2)* mit Bruch des Wadenbeinköpfchens (a), Rippenbrüche, Stauchungsbruch des re. distalen Unterschenkels und Bruch des li. Fersenbeins. Einrichtung durch Beugung im Kniegelenk, gespaltene Oberschenkelgipshülse mit gleichzeitigem Fersenbeinnagel-Dauerzug mit 3 kg für 4 Wochen, danach Oberschenkel-Gehgipsverband für 6 Wochen. Gesamtbehandlungszeit (Mitverletzungen!) 358 Tage, davon 42 stationär. Endbefund: Knie re. 175/75°, li. 180/45°. Nach 10 Jahren (b und c): Kein Berufswechsel. Leichte Beschwerden, Gang normal, beide Kniegelenke bandfest, re. 180/65°, li. 180/40°. Im seitlichen Röntgenbild (b und c) Rekurvation von 10°. Unfallrente (versicherter Arbeitsunfall): 4 Monate 60%, 15 Monate 40%, Dauerrente 35% (Mitverletzungen!)

Neben der Depression beider Schienbeinknorren nach vorn kommt es bei einem Fünftel der Depressions-Überstreckungsbrüche zu einer *infrakondylären Verschiebung* des Schienbeinschaftes gegenüber dem Schienbeinkopf nach hinten. Die Hälfte davon weist sogar eine Verschiebung um ganze Schaftbreite und mehr auf. Die Abbildung 20 zeigt den einzigen Verletzten mit einem Bruch dieser Art, bei dem sich nach der Einrichtung die *Durchblutungsstörung* sofort wieder besserte und eine *Amputation* des verletzten Beines vermieden werden konnte.

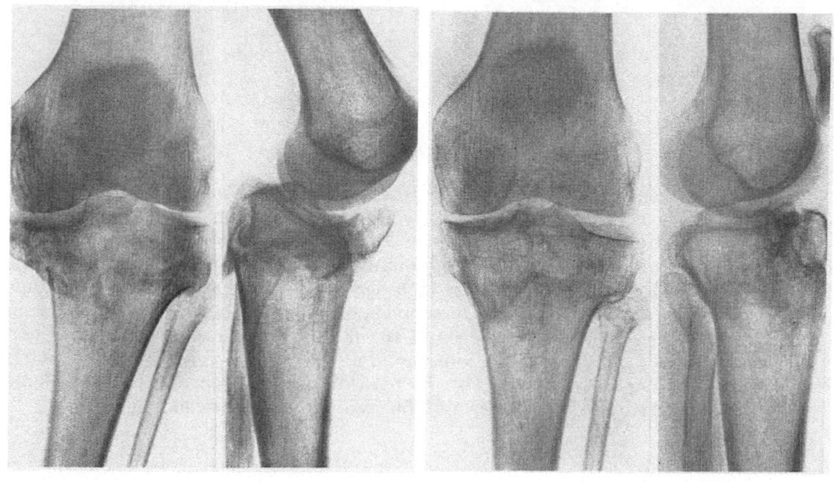

a 22. 11. 53   b 7. 8. 54

Abb. 22. 52j. Gärtner. Am 22. 11. 53 als Radfahrer vom Auto niedergestoßen. *Bikondylärer Depressions-Überstreckungsbruch des li. Schienbeinkopfes (Gr. IV,2)* mit Bruch des Wadenbeinköpfchens (a). Einrichtung im Schraubenzugapparat, Oberschenkel-Spaltgipsverband in einer Beugestellung des Kniegelenks von 140° mit gleichzeitigem Fersenbeinnagel-Dauerzug mit 6 kg für 6 Wochen. Nach erneuter Stellungskorrektur im Schraubenzugapparat in Beugestellung des Kniegelenks Anlegung eines Oberschenkel-Gipsverbandes ohne Gehbügel für 4 Wochen. Gesamtbehandlungszeit 171 Tage, davon 41 stationär. Endbefund (b): Beide Kniegelenke bandfest, li. 160/70°, re. 170/60°. Keine Nachuntersuchung

Verbreiterungen des Schienbeinkopfes sind bei bikondylären Depressions-Überstreckungsbrüchen selten, ebenso wird die Gelenkfläche relativ wenig in Mitleidenschaft gezogen. Bei 86% dieser Brüche finden wir keine Verbreiterung des Schienbeinkopfes und bei 71% keine *Stufe* in der Gelenkfläche. Nur bei 14% beträgt die Höhe der Stufe 5 mm und mehr.

Dagegen weisen alle Verletzten eine *Achsenknickung* auf, deren Ausmaß in der Hälfte der Fälle zwischen 10 und 19°, bei einem Fünftel 20° und mehr beträgt. Die häufigste Achsenknickung ist die *Rekurvation* der oberen Schienbeingelenkfläche gegenüber dem Schienbeinschaft. Sie tritt bei 93% der Verletzten auf (Abb. 20, 21, 22, 46 und 53). In der Literatur wird auf die nur im seitlichen Röntgenbild erkennbare Rekurvation relativ selten hingewiesen. Nach ALBERS, HULTEN und KAPPIS haben sie besonders BÖHLER, ENDER, EHALT und LANGE beschrieben.

Außer der Rekurvation finden wir bei 61% der Verunfallten eine Achsenknickung im Sinne des Valgus und bei 18% im Sinne des Varus. Bei 7% kommt auch eine Antekurvation des abgebrochenen Schienbeinknorrens vor. Natürlich treten bei einem Teil der Verletzten die genannten Achsenknickungen miteinander kombiniert auf, und zwar bei 14% Rekurvation und Varus, bei 57% Rekurvation und Valgus.

Unfallhergang und Unfallmechanismus. ENDER hat diese Brüche als „Überstreckungsbrüche" bezeichnet. Nach den anamnestischen Angaben der Verletzten entstanden 55% der Brüche bei *Motorrad-, Moped- oder Fahrradunfällen* (Abb. 20, 22 und 46), 16% der Verletzten stürzten aus der Höhe, 11% waren Autofahrer (Abb. 21 und 53), 8% erlitten eine direkte Gewalteinwirkung in der Kniegegend, und bei 5% handelte es sich um Fußgänger, die von Autofahrern niedergestoßen wurden.

Da HULTEN bei 30 Versuchen an Leichenkniegelenken durch Überstreckung allein niemals „Überstreckungsbrüche" erzeugen konnte, kann man unter Berücksichtigung der geschilderten Unfallhergänge annehmen, daß es sich auch bei den Depressions-Überstreckungsbrüchen in erster Linie um *Stauchungsbrüche* handelt. Die Voraussetzung für die Entstehung derartiger bikondylärer Brüche ist allerdings, daß sich das betroffene Kniegelenk im Moment des Unfalls in *Streck- oder Überstreckstellung* befunden hat.

Bikondyläre Brüche mit Impression am Außenknorren (Gruppe IV,3) (Abb. 23, 24, 25, 26, 47 und 54)

Röntgenbild. Die 39 (35,4%) bikondylären Schienbeinkopfbrüche mit Imprimat am Außenknorren weisen einen besonders großen Formenreichtum auf. Je nachdem, ob sich das Kniegelenk zum Zeitpunkt des Unfalls in Streck- oder Beugestellung befunden hat, sind die verschiedenen Formen von Impressionsbrüchen des Außenknorrens mit einer Depression des Innenknorrens nach vorn oder nach hinten kombiniert. Steht die X-Vermehrung beim Unfallmechanismus im Vordergrund, kann es nach der Impression des Außenknorrens zu einem Abrißbruch des inneren Schienbeinknorrens kommen (Abb. 23).

Bei 59% dieser bikondylären Brüche finden wir am Außenknorren eine *Impression mit Abspaltung eines seitlichen Randes* (Abb. 23, 24, 47 und 54). Im *ap.-Röntgenbild* sieht man einen von der Impression senkrecht nach unten verlaufenden Bruchspalt, der unter Verbreiterung des Schienbeinkopfes den äußeren Rand des Außenknorrens abspaltet. Ein zweiter, ebenfalls im Bereich der Impression beginnender Bruchspalt zieht schräg nach innen zur infrakondylären Corticalis des Innenknorrens. Bei einem Teil der Fälle (Abb. 23) beginnt der zuletzt genannte Bruchspalt nicht in der Impression, sondern verläuft quer infrakondylär.

Im *seitlichen Röntgenbild* kann man erkennen, daß es im wesentlichen vier Möglichkeiten gibt, nach denen beim Impressionsbruch des Außenknorrens der innere Schienbeinknorren zusätzlich abbrechen kann. Abhängig von der Stellung des Kniegelenks zum Zeitpunkt des Unfalls und der Art und Richtung der einwirkenden Gewalt kann der Innenknorren unter Bildung einer Verdichtungszone nach *fußwärts* verschoben sein, nach *hinten abgeschert* (Abb. 24, 47 und 54), nach *vorn gekippt* oder durch X-Vermehrung *infrakondylär* quer *abgerissen* werden (Abb. 23).

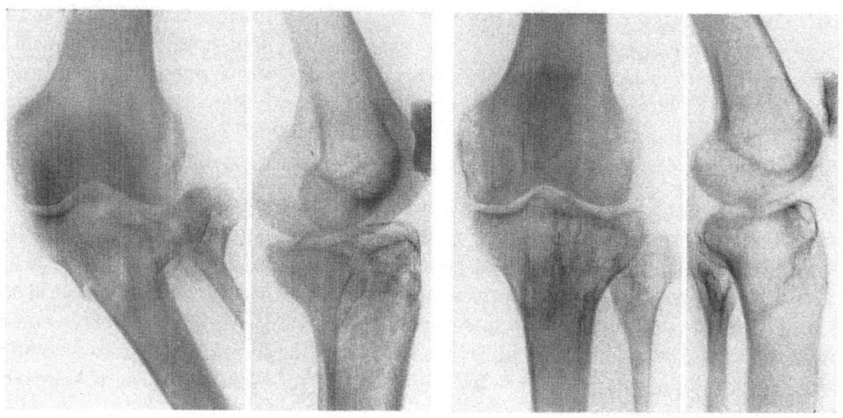

a 19. 7. 55   b 23. 4. 59

Abb. 23. 43j. Eisenbahnverschubmeister. Am 19. 7. 55 Sturz vom Zug. *Bikondylärer Bruch des li. Schienbeinkopfes mit Impression und Abspaltung eines seitlichen Randes am Außenknorren (Gr. III,3)* mit Bruch des Wadenbeinköpfchens (a). Einrichtung im Schraubenzugapparat, Oberschenkel-Spaltgipsverband mit gleichzeitigem Fersenbeinnagel-Dauerzug mit 5 kg für 6 Wochen, danach Oberschenkel-Gehgipsverband für 6 Wochen. Gesamtbehandlungszeit 249 Tage, davon 42 stationär. Endbefund: Knie li. 165/65°, re. 170/50°. Nach 4 Jahren (b): Mittlere Beschwerden, beide Kniegelenke bandfest, li. 180/60°, re. 180/45°

Bei 15% der bikondylären Brüche mit Imprimat am Außenknorren handelt es sich um *Impressionsbrüche mit intaktem Rand* (Abb. 25). Auch bei dieser Bruchform ist der Innenknorren entweder nach hinten abgeschert, nach vorn deprimiert oder infrakondylär abgerissen.

26% der bikondylären Brüche mit Impression am Außenknorren sind *Spaltbrüche mit Imprimat.* Im *ap.-Röntgenbild* geht von der meist zentral gelegenen Impression ein breiter Bruchspalt senkrecht nach unten und spaltet den größeren Teil des äußeren Schienbeinknorrens (Abb. 26) ab. Ein zweiter Bruchspalt verläuft ebenfalls von der Impression schräg nach innen zur infrakondylären Corticalis des Innenknorrens. Beim größten Teil der Spaltbrüche mit Imprimat ist der abgebrochene Innenknorren entweder nach unten abgeschert oder nach vorn gekippt (Abb. 26). In einem Viertel der Fälle wird der innere Schienbeinknorren durch einen infrakondylären Drehbruch abgebrochen. Der abgespaltene

Teil des Außenknorrens oder der abgebrochene Innenknorren weisen oft wie in Abbildung 26 auffällig lange Keilspitzen auf. Dieser Befund deutet darauf hin, daß bei der Entstehung der bikondylären Brüche mit

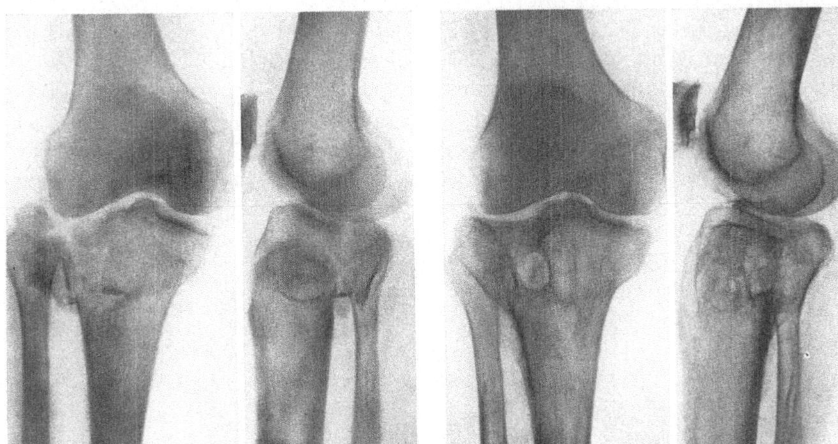

a 12. 6. 52   b 8. 10. 64

Abb. 24. 56j. Dachdecker. Am 12. 6. 52 Sturz aus 5 m Höhe. *Bikondylärer Bruch des re. Schienbeinkopfes mit Impression und Abspaltung eines seitlichen Randes am Außenknorren (Gr. IV,3)* mit Bruch des Wadenbeinköpfchens (a) und Fersenbeinbruch li. Einrichtung durch manuelle Kompression im Schraubenzugapparat, gespaltener Beckenbeingipsverband mit gleichzeitigem Fersenbeinnagel-Dauerzug mit 5 kg für 3 Wochen, danach Oberschenkel-Gehgipsverband für 7 Wochen. Gesamtbehandlungszeit 224 Tage (Mitverletzungen!), davon 56 stationär. Endbefund: Knie re. 165/100°, li. 180/50°. Nach 12 Jahren (b): Vorzeitige Altersrente. Starke Beschwerden, vor allem von seiten des verletzten Fersenbeins, deutliches Hinken. Beide Kniegelenke bandfest, re. 175/95°, li. 180/50°. Vergleiche dazu den operierten Fall der Abbildung 54. Unfallrente (versicherter Arbeitsunfall): 18 Monate 60%, Dauerrente 50% (Mitverletzungen!)

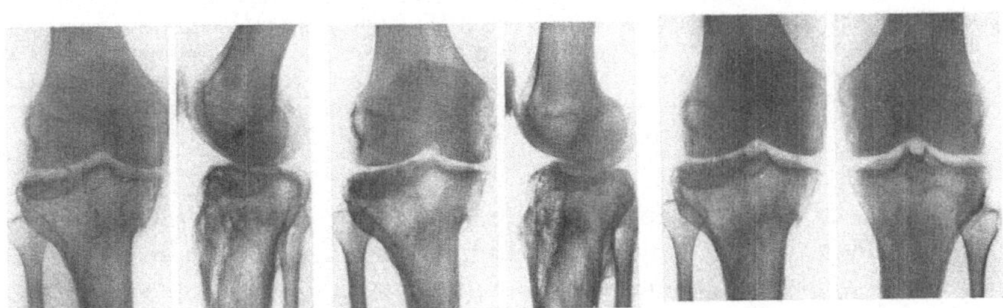

a 5. 12. 58   b 23. 6. 64   c 23. 6. 64

Abb. 25. 62j. Werksleiter. Am 1. 9. 57 vom Auto niedergestoßen. *Bikondylärer Bruch des re. Schienbeinkopfes mit Impression am Außenknorren bei intaktem Rand (Gr. IV, 3).* Auswärts Oberschenkelgipsverband für 10 Wochen. Am 5. 12. 58: Schmerzen im re. Knie, beide Kniegelenke bandfest, re. 170/60°, li. 180/55° (a). Nach 7 Jahren (b und c): Kein Berufswechsel, leichte Beschwerden, Gang normal. Kniegelenke bds. 180/55°, bandfest, auf gehaltenen Röntgenaufnahmen innerer Gelenkspalt re. trotz tiefer und großflächiger Impression nicht mehr aufklappbar als links (c)

Spaltbruch und Imprimat am Außenknorren neben der *Stauchung* auch ein *Drehmechanismus* anzunehmen ist.

Die bikondylären Brüche mit Imprimat am Außenknorren zeigen *besonders starke Verschiebungen und Achsenknickungen.* Bei 85% der Betroffenen ist der Schienbeinkopf *verbreitert,* bei 18% davon mehr als um ein Fünftel (Abb. 23, 24 und 26). Bei allen Brüchen finden wir *Stufen* in der Gelenkfläche, die nur bei 16% 5 mm nicht erreichen, und bei 49% 1 cm hoch und höher sind. 82% der Verletzten haben *Achsenknickungen,* die bei 18% geringer als 5° sind, bei 23% 5 bis 9° und bei 41% 10° und mehr betragen. Die häufigste Achsenknickung ist die im Sinne

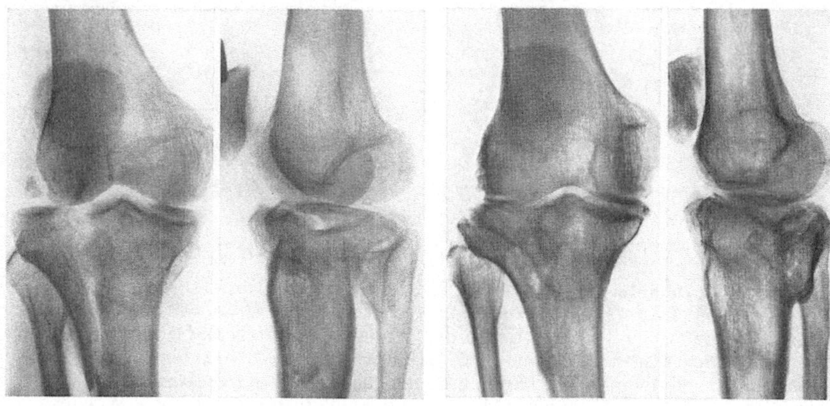

a 6. 6. 51   b 14. 9. 64

Abb. 26. 49j. Hilfsarbeiter. Am 16. 5. 51 Motorradsturz. *Bikondylärer Bruch des re. Schienbeinkopfes mit Spaltbruch und Imprimat am Außenknorren (Gr. IV,3).* Auswärts Fersenbeinnagel-Dauerzug mit 5 kg für 3 Wochen. Am 6. 6. 51 (a) im Unfallkrankenhaus Einrichtungsversuch im Schraubenzugapparat, Oberschenkelgipsverband mit gleichzeitigem Fersenbeinnagel-Dauerzug mit 6 kg für 5 Wochen, danach Oberschenkel-Gehgipsverband für 2 Wochen. Gesamtbehandlungszeit 140 Tage, davon 56 stationär. Endbefund: Strecksteife re. in einer Stellung von 180°. Nach 13 Jahren (b): Berufswechsel wegen Unfallfolgen. Keine Beschwerden, starkes Hinken, Strecksteife re. in einer Stellung von 180°. Unfallrente (versicherter Arbeitsunfall): Dauerrente 40%

des Valgus bei 69% (Abb. 23, 24 und 54). Eine Antekurvation tritt bei 28% (Abb. 47 und 54) und eine Rekurvation bei 20% auf (Abb. 26). Von den genannten Achsenknickungen sind die Kombinationen von Valgus und Antekurvation sowie von Valgus und Rekurvation relativ häufig. Mit 33% ist aber der Prozentsatz der Verletzten, die lediglich eine Vermehrung des Kniegelenkgesamtvalgus aufweisen, am größten.

Unfallmechanismus. Auch die bikondylären Brüche mit Imprimat am Außenknorren sind *Stauchungsbrüche.* Die in der Längsachse des Beines einwirkende Gewalt bewirkt zunächst eine Vermehrung des physiologischen Knievalgus und eine Teilverrenkung des Unterschenkels nach außen. Aus dieser Stellung heraus erfolgt der Einbruch des äußeren

Oberschenkelknorrens in die Gelenkfläche des Schienbeinaußenknorrens mit oder ohne Randabspaltung. Wird die Gewalteinwirkung durch diesen Einbruch nicht erschöpft, so kann je nach der Stellung des Kniegelenks der innere Schienbeinknorren entweder nach vorn, innen bzw. hinten deprimiert oder durch X-Vermehrung infrakondylär abgerissen werden (HULTEN, SALEM und WURNIG). Bei einem Teil der bikondylären Brüche mit Spaltbruch und Imprimat am Außenknorren scheint ein *Drehmechanismus* eine Rolle zu spielen.

Unfallhergang. Als Unfallhergang gaben 35,9% der Verletzten *Sturz aus der Höhe* (Abb. 23, 24 und 54), 25,7% *Motorrad- oder Fahrradunfälle* (Abb. 26) und 12,8% Sturz auf ebener Erde an. 15,4% waren Fußgänger, die im Straßenverkehr angefahren wurden (Abb. 25 und 47), 2,6% Autofahrer und 7,7% beschuldigten eine andere direkte Gewalteinwirkung am Kniegelenk.

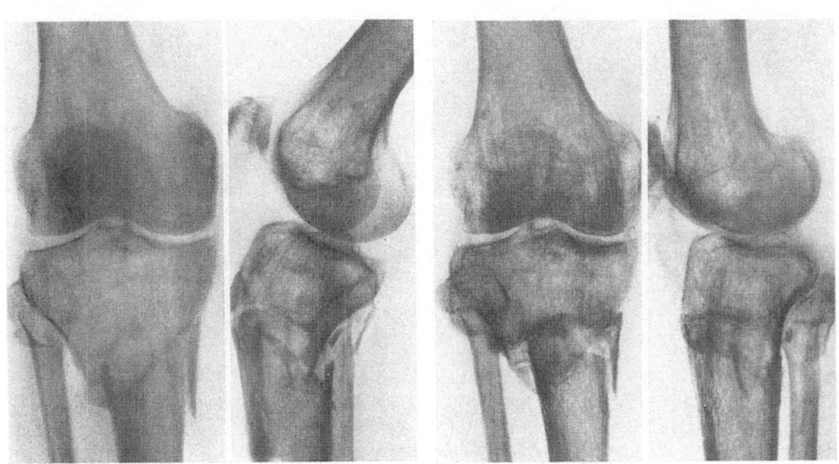

a 4. 10. 54   b 11. 1. 55

Abb. 27. 70j. Pensionist. Am 4. 10. 54 Sturz vom Straßenbahntrittbrett. *Infrakondylärer Bruch des re. Schienbeinkopfes (Gr. IV,4)*, (a). Einrichtung im Schraubenzugapparat, Oberschenkel-Spaltgipsverband mit gleichzeitigem Fersenbeinnagel-Dauerzug mit 5 kg für 4 Wochen, danach Oberschenkel-Gehgipsverband für 8 Wochen. Gesamtbehandlungszeit 99 Tage, davon 38 stationär. Endbefund (b): Beide Kniegelenke bandfest, re. 170/145°, li. 170/45°. Keine Nachuntersuchung

Infrakondyläre Schienbeinkopfbrüche mit und ohne Gelenkbeteiligung (Gruppe IV,4) (Abb. 27 und 28)

Röntgenbild. 16,4% der bi- und infrakondylären Brüche sind infrakondyläre Brüche *mit* oder *ohne* Gelenkbeteiligung. Bei der Gelenkbeteiligung handelt es sich immer nur um in das Gelenk hineinreichende Brüche, die ohne wesentliche Verschiebung einhergehen.

Im allgemeinen sind die infrakondylären Brüche *Biegungsbrüche* nach hinten mit Antekurvation (Abb. 27) oder nach vorn mit Rekurvation (Abb. 28). Brüche, die durch X-Vermehrung entstehen, sind seltener.

Nur ausnahmsweise haben die in das Gelenk hineinreichenden Brüche eine *Verbreiterung* des Schienbeinkopfes zur Folge. *Stufenbildungen* in den Gelenkflächen kommen nicht vor. 89% zeigen aber eine *Achsenknickung*. Bei 33% der Fälle ist sie geringer als 5°, bei weiteren 33%

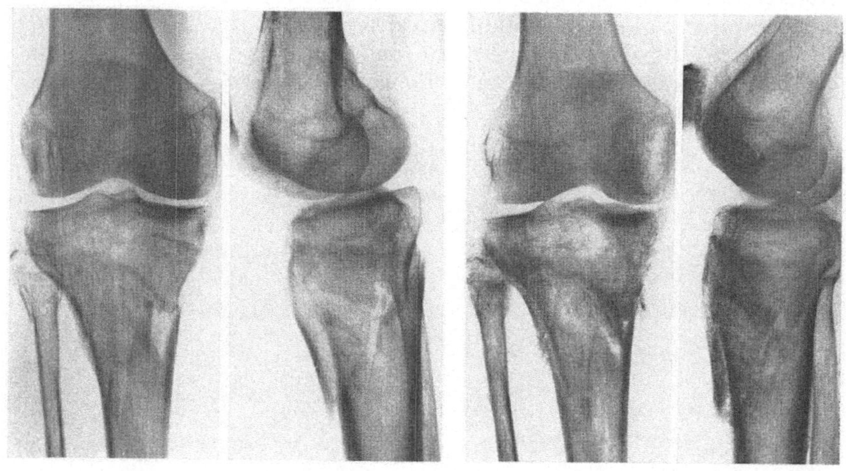

a 4. 2. 53   b 14. 4. 53

Abb. 28. 60j. Landarbeiter. Am 4. 2. 53 ein Schwein auf das re. Bein gefallen. *Infrakondylärer Bruch des re. Schienbeinkopfes (Gr. IV, 4)*, (a). Einrichtung im Schraubenzugapparat, Oberschenkel-Spaltgipsverband in Beugestellung des Kniegelenks von 140° mit gleichzeitigem Fersenbeinnagel-Dauerzug mit 4 kg für 3 Wochen, danach Oberschenkel-Gehgipsverband für 7 Wochen. Gesamtbehandlungszeit 131 Tage, davon 23 stationär. Endbefund (b): Leichte Bandlockerung am re. Kniegelenk bei X-Vermehrung, re. 170/45°, li. 175/45°. Keine Nachuntersuchung. Unfallrente (versicherter landwirtschaftlicher Arbeitsunfall): Keine

beträgt sie 5 bis 9° und bei 23% 10° und mehr. Unter den Richtungen der Achsenknickung ist die Antekurvation mit 39% am häufigsten, 33% der Verletzten zeigen einen Valgus, Rekurvation und Varus treten bei je 28% auf.

Unfallhergang. Der Unfallhergang war bei 35% der Verunfallten *Sturz aus der Höhe* (Abb. 27), 22% *Sturz mit Motor- oder Fahrrädern* und 17% direkte Gewalteinwirkung am Kniegelenk (Abb. 28). Außerdem kommen noch Verschüttung und Sturz auf ebener Erde vor.

Die Tabelle 1 zeigt eine Zusammenstellung aller Gruppen und Untergruppen und deren prozentuellen Anteil an 378 frischen Schienbeinkopfbrüchen.

Tabelle 1. *Übersicht über die Bruchformen*

		Anzahl der Fälle
Gruppe I:	*Brüche ohne Verschiebung, Randabbrüche und Randabrisse*	69 (18,3%)
I,1	Bruch eines oder beider Schienbeinknorren *ohne Verschiebung*	41 (10,8%)
I,2	Isolierter Abbruch vom *vorderen* Schienbeinknorrenrand	2 (0,5%)
I,3	Isolierter Abriß vom *hinteren* Schienbeinknorrenrand	4 (1,1%)
I,4	Isolierter Abriß vom *inneren* Scheinbeinkopfrand	1 (0,3%)
I,5	Isolierter Abriß oder Abbruch vom *äußeren* Schienbeinkopfrand	21 (5,6%)
Gruppe II:	*Monokondyläre Depressionsbrüche*	56 (14,8%)
II,1	Innerer Schienbeinknorren: *Seitlicher* Depressionsbruch	4 (1,1%)
II,2	*Vorderer* Depressionsbruch	9 (2,4%)
II,3	*Hinterer* Depressionsbruch	11 (2,8%)
II,4	Äußerer Schienbeinknorren: Depression des *ganzen* Außenknorrens	8 (2,1%)
II,5	*Vorderer* Depressionsbruch	12 (3,2%)
II,6	*Hinterer* Depressionsbruch	12 (3,2%)
Gruppe III:	*Monokondyläre Impressionsbrüche und Spaltbrüche mit Imprimat*	143 (37,8%)
III,1	Impressionsbruch mit *intaktem* Rand	76 (20,1%)
III,2	Impressionsbruch mit *abgespaltenem* Rand	46 (12,2%)
III,3	Spaltbruch *mit* Imprimat	16 (4,2%)
III,4	Spaltbruch *ohne* Imprimat	5 (1,3%)
Gruppe IV:	*Brüche beider Schienbeinknorren*	110 (29,1%)
IV,1	Bikondylärer Depressions-*Beugungs*bruch	25 (6,6%)
IV,2	Bikondylärer Depressions-*Überstreckungs*bruch	28 (7,4%)
IV,3	Bikondylärer Schienbeinkopfbruch mit *Imprimat am Außenknorren*	39 (10,3%)
IV,4	*Infrakondylärer* Schienbeinkopfbruch mit oder ohne Gelenkbeteiligung	18 (4,8%)
	Summe:	378 (100%)

Lokalisation, Alter, Geschlecht und Unfallhergang

Lokalisation

Von den 378 Schienbeinkopfbrüchen betrafen 181 (47,8%) das *rechte* und 197 (52,2%) das *linke* Bein.

Alter und Geschlecht

Das *Durchschnittsalter* der Verletzten mit einem Schienbeinkopfbruch beträgt 47 Jahre. Berechnet man es für die Angehörigen der beiden Geschlechter getrennt, so findet man, daß zwischen dem der *Männer* mit 44,6 Jahren und dem der *Frauen* mit 52,6 Jahren ein Unterschied von 8 Jahren besteht.

Tabelle 2. *Alter und Geschlecht*

Alter in Jahren	Männer		Frauen		Insgesamt	
0 — 9	1	0,4%			1	0,3%
10 — 19	12	4,6%			12	3,2%
20 — 29	34	13,1%	12	10,2%	46	12,2%
30 — 39	41	15,8%	11	9,3%	52	13,7%
40 — 49	61	23,5%	8	6,8%	69	18,2%
50 — 59	68	26,2%	47	39,8%	115	30,4%
60 — 69	36	13,7%	25	21,2%	61	16,1%
70 — 79	6	2,3%	12	10,2%	18	4,8%
80 — 89	1	0,4%	3	2,5%	4	1,1%
Summe:	260　68,8%	100%	118　31,2%	100%	378　100%	100%

Die Tabelle läßt erkennen, daß ein Schienbeinkopfbruch im Kindesalter selten ist. Bei dem *jüngsten* Patienten handelte es sich um einen zweijährigen Knaben mit einem infrakondylären Grünholzbruch (Abb. 29). Der nächstältere Verletzte war dann schon 16 Jahre alt. Während der Abfassung dieser Arbeit kam noch ein zwölfjähriges Mädchen mit einem Schienbeinkopfbruch in unsere Behandlung (Abb. 30). Die *älteste* Verletzte war eine 84jährige Frau mit einem beidseitigen Schienbeinkopfbruch.

Aus der Tabelle 2 ist zu ersehen, daß 30,4% aller Schienbeinkopfbrüche bei Verletzten vorkamen, die sich im *sechsten Lebensjahrzehnt* befanden. Die Verteilung der Brüche auf die einzelnen Lebensjahrzehnte ist aber bei den beiden Geschlechtern unterschiedlich. Während bei den Männern doch 57,4% jünger als 50 Jahre sind, trifft das bei den Frauen nur für 26,3% zu. Unter den Verletzten unter 50 Jahren befinden sich nur 17,2% Frauen, unter denen über 50 Jahren sind 44% weiblichen Geschlechts.

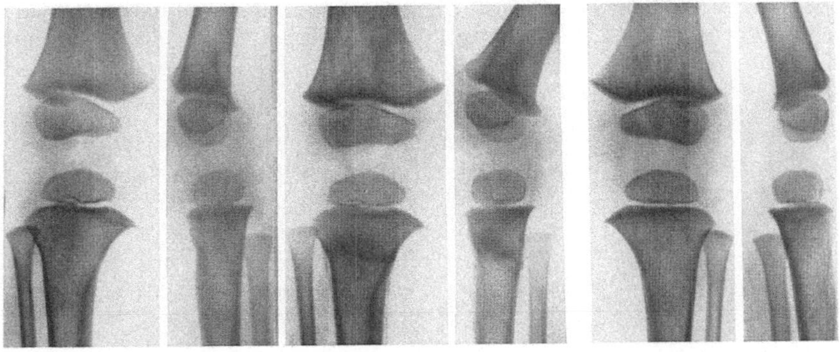

a 10. 6. 53   b 1. 7. 53   c 10. 6. 53

Abb. 29. 2j. Kind. Am 10. 6. 53 Hufschlag. *Infrakondylärer Grünholzbruch des re. oberen Schienbeinendes (Gr. IV,4)*, (a). Oberschenkel-Spaltgipsverband für 1 Woche, danach Oberschenkel-Gehgipsverband für 2 Wochen. Dauer der ambulanten Behandlung: 21 Tage. Endbefund: (b) Sofort nach Gipsabnahme alle Beingelenke frei beweglich, (c) Vergleichsbilder der gesunden Seite. Keine Nachuntersuchung

Männer unter 50 Jahren sind beim Sport (Fußball), im Straßenverkehr (Motorradunfälle) und im Beruf (Stürze aus der Höhe usw.) doch häufiger einer Gewalteinwirkung, die zu einem Schienbeinkopfbruch führt, ausgesetzt als Frauen gleichen Alters. Erst nachdem mit fortschreitendem Alter auch bei Männern diese besonderen Unfallsituatio-

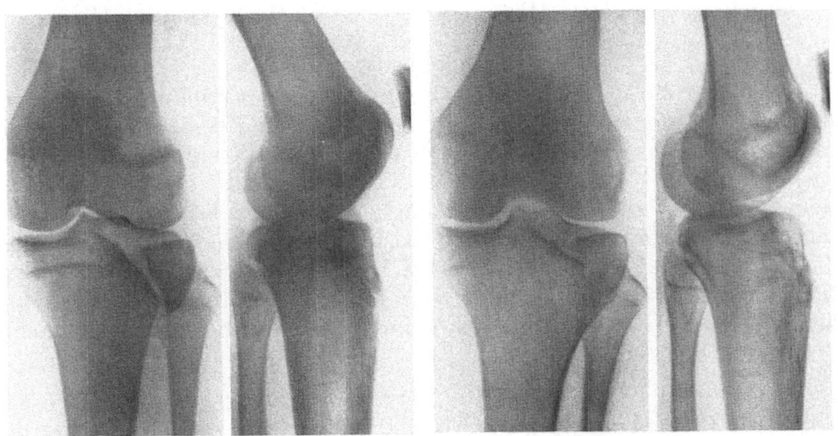

a 19. 9. 64   b 4. 1. 66

Abb. 30. 12j. Schülerin. Am 19. 9. 64 Sturz beim Turnen. *Vorderer Depressionsbruch des li. äußeren Schienbeinknorrens (Gr. II,5)*, (a). Einrichtung durch O-Vermehrung des Kniegelenks unter Bildwandlerkontrolle, gespaltene Oberschenkelgipshülse für 2 Wochen, danach geschlossene Oberschenkelgipshülse für 6 Wochen. Gesamtbehandlungszeit 92 Tage, davon 14 stationär. Endbefund: Kniegelenke bds. 180/55°. Nach 16 Monaten (b): Betreibt Sport wie vor dem Unfall (Turnen, Schwimmen), keine Beschwerden, Beinlänge seitengleich, beide Kniegelenke bandfest, li. 190/55°, re. 185/55°

nen seltener werden, gleicht sich der Prozentsatz der weiblichen Schienbeinkopfbrüche dem der Männer weitgehend an. *Insgesamt sind 260 (68,8 %) der Verletzten mit einem Schienbeinkopfbruch männlichen und 118 (31,2 %) weiblichen Geschlechts.*

Alters- und Geschlechtsunterschiede ergeben sich auch, wenn man die Verhältnisse bei den einzelnen *Bruchformen* miteinander vergleicht.

Tabelle 3. *Bruchform, Alter und Geschlecht*

Bruchform	Durchschnitts-alter	davon	
		Männer	Frauen
Abrisse vom äußeren Schienbein-knorren (Gr. I,5)	38,6	91%	9%
Bikondyläre Depressions-Beugungs- und Überstreckungsbrüche, infra-kondyläre Brüche (Gr. IV,1, 2 u. 4)	44,3	88%	12%
Monokondyläre Depressionsbrüche (Gr. II)	46,6	68%	32%
Monokondyläre Impressionsbrüche mit abgespaltenem Rand und Spalt-brüche mit Imprimat (Gr. III,2 u. 3)	49,8	73%	27%
Bikondyläre Schienbeinkopfbrüche mit Imprimat am Außenknorren (Gr. IV,3)	50,5	62%	38%
Monokondyläre Impressionsbrüche mit intaktem Rand (Gr. III,1)	52,6	56%	44%

Die Tabelle 3 bringt zum Ausdruck, daß eine bestimmte Bruchform in einem bestimmten Lebensalter und bei einem der beiden Geschlechter zwar nicht ausschließlich, aber doch bevorzugt auftreten kann. Die Ursache dafür sind eine Vielzahl von Faktoren wie *Geschlecht* und *Alter* des Verletzten, die Widerstandsfähigkeit des *Knochenbaus* gegenüber der Gewalteinwirkung (senile und postklimakterische *Osteoporose*), der *Elastizitätsverlust der Bänder*, der bei Männern und Frauen verschieden hohe physiologische *Knievalgus, Übergewichtigkeit* und die in den einzelnen Altersstufen und für die beiden Geschlechter unterschiedliche *Unfallexposition.*

Brüche ohne Verschiebung (Gr. I,1) treten mit durchschnittlich 15 bis 20% (alle Prozentzahlen dieses Abschnittes sind mit den Durchschnittswerten für die einzelnen Bruchformen in Tabelle 1 zu vergleichen) im 1. bis 3. und im 7. und 8. Lebensjahrzehnt bevorzugt auf. *Knöcherne Abrisse am äußeren Schienbeinknorren* (Gr. I,5) kommen als Sportverletzung im 2. bis 5. Lebensjahrzehnt am meisten vor, besonders bei den Verletzten im Alter von 10 bis 19 Jahren machen sie 41% aller Schienbeinkopfbrüche aus. *Impressionsbrüche mit intaktem Rand* (Gr. III,1) sind mit 27% bei Frauen dreimal häufiger als bei Männern mit 9%. Sie treten bei Männern jenseits des 40. Lebensjahres sechsmal häufiger auf als vorher, bei Frauen dagegen sind sie in allen Lebensaltern gleich oft zu beobachten. *Impressionsbrüche mit abgespaltenem Rand* (Gr. III,2) finden wir bei beiden Geschlechtern in 11%, sie treten aber in den späteren Lebensjahrzehnten fast doppelt so häufig auf als früher. *Spaltbrüche mit Imprimat* (Gr. III,3) kommen bei 7,2% der Männer und bei 4,2% der Frauen vor. In der Gruppe der männlichen Verletzten des 4. Lebensjahrzehnts stellen sie aber 17% aller Fälle. *Bikondyläre Depressions-Beugungs-* und *Depressions-Überstreckungsbrüche* (Gr. IV,1 u. 2) sowie *infrakondyläre Brüche* (Gr. IV,4) sind mit 25% bei Männern fast dreimal häufiger als bei Frauen mit 8,5%. *Bikondyläre Brüche mit Imprimat am Außenknorren* (Gr. IV,3) sind dagegen bei 14% der Frauen und nur 8% der Männer zu beobachten.

Beim männlichen Geschlecht sind 6,1% aller Brüche *offene Brüche*, bei den Frauen ist das nur bei 0,8% der Fall. Am häufigsten sind offene Brüche bei Männern im 3. Lebensjahrzehnt mit 17%.

Tabelle 4. Unfallhergang

	Anzahl der Fälle	
Pathologischer Bruch	1	(0,3%)
Motorradfahrer	80	(21,1%)
Radfahrer	23	(6,1%)
Autofahrer	15	(4,0%)
Fußgänger	34	(9,0%)
Sport	23	(6,1%)
Sturz aus der Höhe	103	(27,2%)
Sturz auf ebener Erde	54	(14,3%)
Direkte Gewalteinwirkung	42	(11,1%)
Unfallhergang unbekannt	3	(0,8%)
Summe	378	(100,0%)

Unfallhergang

Die Angaben, die man in Krankengeschichten und Ambulanzkarten über den Unfallhergang findet, sind meistens nur allgemeine schlagwortartige Schilderungen des Unfallgeschehens. Die Einteilung der Verletzten nach dem Unfallhergang konnte deshalb nur nach sehr allgemeinen Gesichtspunkten erfolgen. 5 Gruppen erfassen alle Folgen von Verkehrs- und Sportunfällen ohne Rücksicht darauf, ob die Verletzten z.B. stürzten, niedergestoßen wurden oder ein direktes Trauma am Kniegelenk erlitten. Alle übrigen Verunfallten konnten einer der 4 anderen Gruppen (Sturz aus der Höhe, Sturz auf ebener Erde, direkte Gewalteinwirkung oder pathologische Bruchentstehung) zugeordnet werden (Tabelle 4).

Pathologische Brüche. Bei dem pathologischen Bruch handelt es sich um einen Bruch bei einer bestehenden *Cyste* am inneren Schienbeinknorren. Andere pathologische Brüche, insbesondere Ermüdungsbrüche, über deren Vorkommen bei Angehörigen des deutschen und amerikanischen Heeres berichtet wurde, konnten wir in den Jahren von 1950 bis 1959 nicht beobachten. *Infrakondyläre Ermüdungsbrüche* haben ASAL, BRANDT, CORNELL und HARDY sowie OSTERLAND beschrieben. Nach LEVITIN kommt es nach langen Märschen auch zu in die Gelenkfläche hinein verlaufenden *Fissuren* vorzugsweise am inneren Schienbeinknorren.

Verkehrsunfälle. 40% aller Schienbeinkopfbrüche entstehen bei *Verkehrsunfällen.* Besonders gefährdet sind *Motorradfahrer und Fußgänger.* 53% der im Straßenverkehr entstandenen Schienbeinkopfbrüche finden wir bei Motorradfahrern, 23% bei Fußgängern, 15% bei Radfahrern und nur 9% bei Autofahrern.

Die Schwere der Schienbeinkopfbrüche von Motorrad- und Autofahrern kommt darin zum Ausdruck, daß es sich bei ihren Verletzungen zu 22 und 29% um offene Brüche handelt, während der durchschnittliche Anteil der offenen Schienbeinkopfbrüche nur 6,1% beträgt.

Unfallhergang und Bruchform. Der Prozentsatz der *Verkehrsunfälle* (alle Prozentzahlen dieses Abschnittes sind mit den Durchschnittswerten in Tabelle 4 zu vergleichen) ist bei den monokondylären Depressionsbrüchen (Gr. II) und bei den bikondylären Depressions-Überstreckungsbrüchen (Gr. IV,2) mit 58 bzw. 68% am höchsten.

Im einzelnen weisen die meisten *Fußgängerverletzungen* die monokondylären Depressionsbrüche (Gr. II), die monokondylären Impressionsbrüche mit abgespaltenem Rand (Gr. III,2), die Spaltbrüche mit Imprimat (Gr. III,3) und die bikondylären Depressions-Beugungsbrüche (Gr. IV,1) mit je 16% auf. Der Anteil der *Autofahrer* ist bei den bikondylären Depressions-Überstreckungsbrüchen (Gr. IV,2) mit 10,7% am größten. *Motorradunfälle* finden wir bei den bikondylären Depressions-Beugungsbrüchen (Gr. IV,1) bei 24%, den monokondylären Depressionsbrüchen (Gr. II) bei 30%, vor allem aber bei den bikondylären Depressions-Überstreckungsbrüchen (Gr. IV,2) bei 50%. Bei den Impressionsbrüchen mit intaktem Rand (Gr. III,1) sind dagegen Verkehrsunfälle mit 19% und Motorradunfälle mit 5% besonders selten. *Sportunfälle* sind bei den monokondylären Spaltbrüchen mit Imprimat (Gr. III,3) mit 14% und bei den Randabrissen vom äußeren Schienbeinknorren (Gr. I,5) mit 38% am häufigsten. *Sturz aus der Höhe* ist bei den bikondylären Depressions-Beugungsbrüchen (Gr. IV,1) bei 44% und bei den bikondylären Brüchen mit Imprimat am Außenknorren (Gr. IV,3) bei 35% die Unfallursache. Bei den monokondylären Impressionsbrüchen mit intaktem Rand (Gr. III,1) ist mit 30% *Sturz auf ebener Erde* der häufigste Unfallhergang.

Mitverletzungen bei Schienbeinkopfbrüchen

Seitenbandrisse und -abrisse

Diagnose. Zerreißungen und Abrisse eines Kniegelenkseitenbandes *ohne gleichzeitigen Knochenbruch* lassen sich bei O- oder X-Vermehrung des verletzten Kniegelenks leicht nachweisen. Durch gehaltene Röntgenaufnahmen beider Kniegelenke kann man die Differenz der Aufklappbarkeit röntgenologisch genau darstellen. Auch knöcherne Seitenbandausrisse sind im Röntgenbild leicht erkennbar.

Es wurde schon darauf hingewiesen, daß bei einem Schienbeinkopfbruch ein *gleichzeitiger Seitenbandriß* nur dann durch gehaltene Röntgenaufnahmen sicher diagnostiziert werden muß, wenn der röntgenologische Knochenbefund eine klinisch festgestellte Unstabilität des verletzten Kniegelenks nicht erklärt. *Bei einem schweren unstabilen Knochenbruch darf man dagegen keine gehaltenen Röntgenaufnahmen anfertigen.* Um eine zusätzliche Schädigung der Patienten zu vermeiden, wurde in diesen Fällen immer auf den sicheren Nachweis einer Seitenbandverletzung verzichtet, zumal wir auch eine schwere Seitenbandzerreißung lediglich konservativ durch Ruhigstellung im Gipsverband behandeln.

Häufigkeit. *Es ist deshalb nicht möglich, genaue Angaben über die Häufigkeit von gleichzeitigen Seitenbandverletzungen zu machen.* Nur bei 10 (2,6%) der 378 frischen Schienbeinkopfbrüche ist eine zusätzliche Verletzung des inneren Knieseitenbandes röntgenologisch oder durch den Operationsbefund nachgewiesen. Dreimal handelt es sich dabei um einen monokondylären Depressionsbruch des äußeren Schienbeinknorrens mit einem knöchernen Ausriß des inneren Seitenbandes vom Oberschenkel, sechsmal liegen gehaltene Röntgenbilder bei Brüchen des äußeren Schienbeinknorrens vor. Weiterhin ist in einem Operationsbericht bei einem Spaltbruch des äußeren Schienbeinknorrens mit Imprimat eine Zerreißung des inneren Knieseitenbandes beschrieben.

Brüche der Zwischenknorrenerhebung und Kreuzbandrisse

Knöcherne Ausrisse der Kreuzbänder und Brüche der Zwischenknorrenerhebung lassen sich im Röntgenbild leicht feststellen. Unter 378 frischen Schienbeinkopfbrüchen wiesen 38 (10%) eine solche Begleitverletzung auf. Es handelt sich dabei aber nur um die Brüche der Zwischenknorrenerhebung, die getrennt vom eigentlichen Schienbeinkopfbruch auftraten. Darüber hinaus beginnt bei einem großen Teil der Schienbeinkopfbrüche der Bruch direkt innerhalb oder in der unmittelbaren Umgebung der Zwischenknorrenerhebung.

Der Prozentsatz der zusätzlichen knöchernen Kreuzbandausrisse und Brüche der Zwischenknorrenerhebung ist bei den einzelnen Bruchformen unterschiedlich hoch. Er beträgt bei den monokondylären Impressionsbrüchen 4,3%. Bei den bi- und infrakondylären Brüchen 10% und bei den monokondylären Depressionsbrüchen 16%.

Nicht knöcherne Kreuzbandabrisse und -risse. Die Diagnose gleichzeitiger Verletzungen dieser Art stößt auf ähnliche Schwierigkeiten wie die der zusätzlichen Seitenbandrisse. *Die Prüfung des Schubladenphänomens ist bei einem frischen Schienbeinkopfbruch wegen der Schwere der Verletzung nicht möglich und auch nicht notwendig.* In der Zeit, in der ein Kniegelenk wegen eines Schienbeinkopfbruches ruhiggestellt werden muß, heilt auch ein Kreuzbandriß aus.

Somit kann nur bei 38 offen eingerichteten Schienbeinkopfbrüchen eine Aussage hinsichtlich einer zusätzlichen nicht knöchernen Kreuzbandverletzung gemacht werden. Nur zweimal ist in einem Operationsbericht eine derartige Mitverletzung beschrieben.

Meniscusverletzungen

Es gibt keine Möglichkeit, bei einem frischen geschlossenen Schienbeinkopfbruch eine Mitverletzung eines Meniscus klinisch oder mit dem gewöhnlichen Röntgenbild festzustellen. Es kann deshalb nur für die 38 offen eingerichteten Brüche, bei denen es sich überwiegend um Impressionsbrüche des äußeren Schienbeinknorrens handelte, eine Aussage über den Zustand des Meniscus getroffen werden. 29mal (76%) war der Meniscus selbst völlig *intakt*, seine Basis jedoch ganz oder teilweise vom Schienbeinknorren *abgelöst*. Bei 6 Schienbeinkopfbrüchen (16%) lag eine *Verletzung* des Meniscus selbst vor, die aber nicht so stark war, daß nach der notwendigen *Resektion* von Meniscusteilen nicht noch ein zusammenhängender Meniscusrest übrigblieb. Nur bei 3 Verletzten (8%) war die *Zerreißung* des Meniscus so ausgeprägt, daß die Abtragung der zerfetzten Teile zu einer *Totalexstirpation* des Meniscus führte. Von den nicht mehr frischen oder veralteten Schienbeinkopfbrüchen wurden 4 operativ eingerichtet. Bei 2 Verletzten war der Meniscus intakt, zweimal fand sich ein zerrissener, dislozierter und mit der Unterlage verwachsener Meniscus.

Wenn die *Angaben der Literatur* über die Meniscusverletzungen zwischen 20 und 75% schwanken, so liegt das wohl hauptsächlich daran, daß die Entscheidung, ob ein Meniscus als zerrissen, eingerissen oder intakt zu bezeichnen ist, sehr subjektiv ist.

Durchblutungsstörungen

Unter 378 frischen Schienbeinkopfbrüchen kam es siebenmal (1,9%) zu einer Durchblutungsstörung. Wenn auch bei 5 dieser Verletzten zusätzlich zum Schienbeinkopfbruch am gleichen Bein schwere offene Ober- und Unterschenkelbrüche bestanden, so wurden doch die aufgetretenen Durchblutungsstörungen immer durch den Schienbeinkopfbruch selbst verursacht.

Besteht bei einem Schienbeinkopfbruch zusätzlich eine Durchblutungsstörung, so handelt es sich immer um eine *ernste Komplikation*. Bei 4 der 7 Verletzten mit einer Zirkulationsstörung mußte das betroffene Bein *amputiert* werden.

Besonders häufig ist eine Durchblutungsstörung bei *offenen Brüchen*. Von 23 offenen Schienbeinkopfbrüchen wiesen 6 (26%) diese Komplikation auf. Hinsichtlich der *Bruchform* gingen nur monokondyläre Depressionsbrüche und bi- und infrakondyläre Überstreckungsbrüche in

2 bzw. 17% mit einer Zirkulationsstörung einher. Es handelte sich dabei zweimal um Abscherungsbrüche des ganzen Außenknorrens mit *Verrenkung des Unterschenkels nach hinten* (Abb. 32), viermal um bikondyläre Depressions-Überstreckungsbrüche mit *infrakondylärer Verschiebung des Schienbeinschaftes* gegenüber den abgebrochenen Knorren um volle Schaftbreite nach hinten (Abb. 20) und einmal um einen rein infrakondylären Bruch mit Verschiebung des Schienbeinschaftes um volle Schaftbreite nach vorn und innen.

In den beiden Fällen, bei denen die Zirkulationsstörung durch einen monokondylären Bruch mit *Verrenkung* des Unterschenkels nach hinten verursacht wurde, *normalisierte* sich die gestörte Durchblutung sofort nach der Einrichtung (Abb. 32).

Bei den 5 Verletzten, bei denen die Durchblutungsstörung durch eine *infrakondyläre Verschiebung* des Schienbeinschaftes hervorgerufen wurde, konnte die sofort durchgeführte Einrichtung nur einmal (Abb. 20) die Komplikation beheben, den 4 übrigen Verunfallten mußte das verletzte Bein primär oder sekundär im Oberschenkelbereich *amputiert* werden. Von 2 Amputationspräparaten liegen Befunde über den Zustand der A. poplitea vor, sie war einmal zerrissen und einmal thrombosiert.

Mitverletzungen des Nervus peroneus

Trotz der engen Beziehungen zum Schienbeinkopf sind primär unfallbedingte Verletzungen des Nervus peroneus bei Schienbeinkopfbrüchen relativ *selten*. Diese Komplikation wurde nur bei 8 (2,1%) der 378 frischen Schienbeinkopfbrüche beobachtet.

Eine Mitverletzung des Nervus peroneus trat nur bei einem der 10 monokondylären Depressionsbrüche mit Teilverrenkung des Unterschenkels nach außen (Abb. 5) und bei 6 (5,5%) der 110 bi- und infrakondylären Schienbeinkopfbrüche auf.

Sonstige Mitverletzungen

Außer den schon beschriebenen Mitverletzungen fanden sich bei 173 (45,7%) der 378 Verletzten 212 weitere zusätzliche Verletzungen.

Je schwerer die Schienbeinkopfbrüche selbst sind, um so häufiger sind sie mit „Nebenverletzungen" kombiniert. Als typische Mitverletzung kann man nur den Bruch des *Wadenbeinköpfchens* auf der gleichen Seite mit durchschnittlich 20,4% bezeichnen. 45% aller bi- und infrakondylären Brüche, 27% der monokondylären Depressionsbrüche und 8% der monokondylären Impressionsbrüche zeigten eine solche zusätzliche Verletzung. Ansonsten sind nur noch *Unterschenkel- oder Schienbeinbrüche* am gleichen Bein mit 6,6% relativ häufig.

Offene Schienbeinkopfbrüche

23 (6,1%) der 378 frischen Schienbeinkopfbrüche sind offene Brüche. Sie kommen fast nur bei *Männern*, und zwar besonders häufig in der Gruppe der *Zwanzig-* bis *Neunundzwanzigjährigen* vor. 70% der offenen Schienbeinkopfbrüche entstehen bei *Verkehrsunfällen*. 29% der Brüche von Autofahrern und 22% der von Motorradfahrern sind offene Verletzungen.

Behandlung

Literaturübersicht zur Behandlung der Schienbeinkopfbrüche

Der Darstellung der im Unfallkrankenhaus Wien XX bei Verletzten mit einem Schienbeinkopfbruch in der Zeit von 1950 bis 1959 zur Anwendung gekommenen Behandlungs*indikationen* und Behandlungs*methoden* soll eine Zusammenstellung der zahlreichen in der Literatur für diese Verletzung angegebenen Behandlungsverfahren vorangestellt werden. Diese Zusammenstellung ist zugleich eine Übersicht über die wichtigsten Arbeiten des *deutsch-* und *englisch*sprachigen *Schrifttums*.

Erkennung der Schienbeinkopfbrüche

Ebenso wie schon bei HIPPOKRATES (etwa 400 v. Chr.) und CELSUS (etwa 30 n. Chr.) sind auch noch in den Schriften von SCULTETUS (1693), HEISTER (1739), BÖTTCHER (1782), BÜRGER-BOYER (1804) und SAUTER (1812) die Symptome und die Behandlung lediglich von *Unterschenkel-, Schienbein-* und *Wadenbeinbrüchen* beschrieben.

BOYER (1819) und A. L. RICHTER (1828) erwähnen erstmals *Brüche am oberen Schienbeinende*, wobei RICHTER wegen des häufigen Auftretens einer Kniegelenkversteifung nach diesen Brüchen die Lagerung des Beines mit gestrecktem Kniegelenk empfiehlt. In den „Tafeln über Knochenbrüche“ von FRORIEP (1847) befindet sich die *Abbildung* eines Schienbeinkopfes mit mehreren Fissuren und die Darstellung des „Lafondschen Streckstuhls zur Behandlung der nach Brüchen in der Nähe des Kniegelenks nicht selten entstehenden Ankylose“.

Bei MALGAIGNE (1850), RAVOTH (1856) und HUSSA (1858) kann man sehr eingehende *klinische Beschreibungen* einzelner Fälle mit einem Bruch am oberen Schienbeinende finden. MALGAIGNE hat auch eine „Kniegelenkverrenkung mit dreifachem Bruch des Gelenkendes der Tibia“ beobachtet und bringt die *Abbildung* eines bikondylären Depressions-Überstreckungsbruches. Die drei zuletzt genannten Autoren betonen, daß es wegen des Fehlens der Krepitation und der meist nur *geringen Verschiebung* schwierig sei, diese Brüche mit Sicherheit zu erkennen.

WALTHER (1852) berichtet über das *Präparat eines ungeheilten Bruches* des „Condylus internus tibiae“ im anatomischen Kabinett in Würzburg. Er schildert den intrakapsulären Verlauf des Bruchspaltes quer durch die Gelenkfläche und daß man die abgebrochene innere Hälfte des inneren Schienbeinknorrens hin- und herschieben könne. Im „Atlas und Grundriß der traumatischen Fracturen und Luxationen“ von HELFERICH (1896) ist ein Impressionsbruch des äußeren Schienbeinknorrens mit Abspaltung eines vorn-seitlichen Randes abgebildet.

Die *ersten Arbeiten* speziell über Schienbeinkopfbrüche stammen noch aus der Zeit, bevor sich die Entdeckung der Röntgenstrahlen für die Erkennung und Behandlung von Knochenbrüchen praktisch auszuwirken begann. Nach Grubenunglücken, bei denen Fahrstühle mit stehenden Bergarbeitern abstürzten, beobachteten WAGNER 1887 und ALBERS

1894 insgesamt 13 Schienbeinkopfbrüche. Die Diagnose wurde aus *klinischen Symptomen* oder *Sektionsbefunden* gestellt. Da bei WAGNERs 9 Schienbeinkopfbrüchen achtmal der innere Schienbeinknorren betroffen war, galt anfänglich der „Kompressionsbruch des inneren Schienbeinknorrens" als die typische Verletzung des oberen Schienbeinendes.

ALBERS hat einen *Schienbeinkopfbruch mit Rekurvation* und *Teilverrenkung* des Unterschenkels nach hinten beschrieben. FINOTTI veröffentlichte 1893 den Sektionsbefund eines Verletzten, bei dem ein infra- und intrakondylärer Schienbeinkopfbruch zusammen mit anderen Verletzungen zum Tod durch *Fettembolie* geführt hatte. In kasuistischen Mitteilungen berichten GURAU, LINIGER, LOEW und WHARTON über *Brüche des äußeren Schienbeinknorrens*. SONNTAG veröffentlichte 1905 schon *Röntgenbilder*, außer einigen eigenen Fällen stellte der Autor 83 infrakondyläre Brüche, 28 „der sehr seltenen Brüche eines Schienbeinknorrens" und 32 „Kompressionsbrüche am oberen Schienbeinende" aus der Literatur zusammen. Von RIEDL (1907) und MANHOLD (1909) stammen Mitteilungen über *Schienbeinkopf-Spaltbrüche*. MEERWEIN und ZANDER berichteten 1909 über weitere Fälle von Brüchen des äußeren Schienbeinknorrens.

GÜMBEL teilte im gleichen Jahr die Schienbeinkopfbrüche *systematisch* ein. Der Verfasser unterschied Brüche eines Schienbeinknorrens und Kompressionsbrüche des ganzen oberen Schienbeinendes. Zu den Brüchen eines Schienbeinknorrens zählte GÜMBEL die *Abrißbrüche* des inneren Schienbeinknorrens, zu denen es durch Übervalgisierung im Kniegelenk kommt, und die *Abquetschungsbrüche*, die an jedem der beiden Knorren durch die Depressions- oder Meißelwirkung des entsprechenden Oberschenkelknorrens verursacht werden können. Die *Kompressionsbrüche* des oberen Schienbeinendes faßte der Autor als Stauchungsbrüche auf.

Nach der Mitteilung eines bikondylären Schienbeinkopf-Verrenkungsbruches 1910 durch LEVY wies SALOMON 1912 auf *gleichzeitige Nerven- und Gefäßverletzungen* und auf die Möglichkeit einer schweren *Infektion* bei offenen Brüchen hin. RIEDL beschrieb 1915 an Hand von 6 Fällen den *Verrenkungsbruch* des oberen Schienbeinendes als eine typische Verletzung.

Die im Jahr 1929 erschienene Arbeit HULTENs stützt sich erstmalig auf die Beobachtung einer größeren Zahl von Verletzten. Auf Grund klinischer und experimenteller Erfahrungen erkannte HULTEN den *Eindellungs-* oder „*Kompressions*"-bruch der Gelenkfläche als typische Verletzung des Außenknorrens. Den *knöchernen Ausriß des Tractus iliotibialis* vom Außenrand des Schienbeinkopfes bezeichnete der Autor als die kennzeichnende Hyperadduktionsverletzung. MILCH hat 1936 eine Reihe von Fällen dieser Art beschrieben.

Eine hinsichtlich der therapeutischen Konsequenzen besonders wertvolle *Einteilung* der Schienbeinkopfbrüche gab ENDER im Jahre 1955 bekannt. ENDER teilte die monokondylären Brüche in *Abscherungs-* und

*Abkippungs*brüche, *Impressions*brüche, Impressionsbrüche mit *abgespaltenem Rand, Spaltbrüche* und *Spaltbrüche mit Imprimat* ein. Bei den bi- und infrakondylären Brüchen unterschied ENDER *Beugungs- und Überstreckungsbrüche.*

Behandlung bis zum Jahr 1930

Die Behandlung der Schienbeinkopfbrüche war anfangs rein *konservativ* und beschränkte sich auf die *Lagerung* des verletzten Beines zwischen *Kissen* und in *Beinladen* verschiedenster Art. RICHTER, MALGAIGNE, RAVOTH und HUSSA empfahlen für die Fälle, bei denen eine Versteifung zu erwarten ist, die Lagerung mit gestrecktem Kniegelenk, für leichtere Brüche dagegen eine Lagerung mit leicht gebeugtem Knie und möglichst frühzeitige Bewegungsübungen.

WAGNER, ALBERS, HELFERICH, LOEW, GÜMBEL und SALOMON legten eine *Zinkleim-Dauerextension* mit oder ohne anschließende Ruhigstellung im Gipsverband an, GURAU und LINIGER hielten die Fixation des verletzten Kniegelenks im *Gipsverband* für günstiger als die Extensionsbehandlung, die auch GÜMBEL für Fälle mit Beteiligung der Bänder ablehnte. ZANDER sprach sich gegen jede Ruhigstellung aus und ließ die Verletzten nach *frühzeitigen Bewegungsübungen* baldmöglichst mit einem Kniehülsenapparat gehen. Sonst wird im allgemeinen eine Fixationszeit von 6 bis 8 Wochen empfohlen, nur ALBERS, LOEW und MEERWEIN hielten 2 bis 4 Wochen für hinreichend. Einheitlich wird zu Anfang dieses Jahrhunderts die Auffassung vertreten, daß für die Wiedererlangung der Kniegelenkfunktion intensive *passive Bewegungsübungen, Massagen, Heißluft- und Dampfbäder* erforderlich sind.

Bei RIEDL finden wir im Jahre 1907 die erste Mitteilung über die *offene Einrichtung* eines Schienbeinkopfbruches. Es handelte sich dabei um einen bikondylären Bruch mit Verhakung des Oberschenkelaußenknorrens im Spalt des Schienbeinkopfes. MEERWEIN beobachtete 1909 einen veralteten Bruch des äußeren Schienbeinknorrens, bei dem der abgedrängte Außenrand des Schienbeinkopfes blutig eingerichtet und mit zwei *Nägeln* fixiert worden war. GÜMBEL berichtete im Jahre 1909, daß er einen Abrißbruch des Innenknorrens wegen mangelnder Konsolidierung mit einer *Drahtnaht* versorgen mußte.

KATZENSTEIN teilte 1914 in einem Vortrag mit, daß er bei einem in Valgusstellung verheilten Bruch des äußeren Schienbeinknorrens die *Gelenkfläche operativ gehoben* habe. LEXER gab 1922 eine *Korrekturoperation* für Schlottergelenke und Valgusdeformität des Kniegelenks an. HULTEN schlug 1929 vor, bei Eindellungsbrüchen des äußeren Schienbeinknorrens das Imprimat blutig zu heben und regte an, den Knochendefekt mit einer *Gipsplombe* auszufüllen.

HINZ (1925), JANKE (1929) und JOHANSSON (1930) wiesen in kasuistischen Mitteilungen über die blutige Einrichtung von Schienbeinkopfbrüchen auf die Mitverletzung und Verlagerung des *Meniscus* hin.

Behandlungsindikationen nach 1930

Streng konservative Behandlung. Unter den Vertretern der streng konservativen Behandlung befürworten APLEY, FAIRBANK, W. KÖNIG, LEMBCKE, W. MÜLLER und SCHEIBE den *Dauerzug mittels eines Fersenbeinnagels*. Während die Dauerextension in möglichst achsengerechter Stellung die Gelenkflächen entlastet, beginnen einige Autoren sofort nach der Verletzung, andere nach 2 bis 6 Wochen mit *Bewegungsübungen unter fortwirkendem Zug* meist bis zum Abschluß der 12. Behandlungswoche. Eine Ruhigstellung im Gipsverband wird dagegen abgelehnt. Ein Teil der Autoren führt zu Beginn der Extensionsbehandlung eine manuelle Einrichtung durch, andere überlassen die Einrichtung völlig der Wirkung des Dauerzugs und der Bewegungen.

Das Prinzip der *frühzeitigen Bewegungen* liegt auch den Behandlungsvorschlägen von FORRESTER, MAISEL und CORNELL und WÜTHRICH zugrunde. FORRESTER legt den Verletzten nach der Einrichtung einen Oberschenkelgipsverband an, der am Kniegelenk über ein *Scharnier* verfügt, das Bewegungen in der Sagittalebene erlaubt. MAISEL und CORNELL lassen ihre Patienten nach einmonatiger Gipsfixation in *Kniegelenkschienen mit Beckenabstützung* zunehmend belastend gehen. WÜTHRICH verzichtet vollkommen auf eine Einrichtung, er läßt *sofort* nach Abklingen des Blutergusses zunächst mit passiven, später mit *aktiven Bewegungsübungen* beginnen, die nach 4 bis 6 Wochen zum Verlassen des Bettes und zu Gehübungen führen.

BICK, COTTON und BERG, DOBELLI, FRANKE, KOCH, KUHLMANN, MAURER, STÜBINGER, SWETT, McPHERSON und PIKE sowie SYLLER befürworten eine rein konservative Behandlung, die der lange genug andauernden Ruhigstellung des verletzten Kniegelenks besondere Bedeutung beimißt. Schienbeinkopfbrüche ohne oder mit nur geringer Verschiebung werden meistens sofort im *Gipsverband* fixiert. Verschobene Brüche werden eingerichtet und danach entweder ebenfalls *sofort* oder *nach vorübergehender Extensionsbehandlung* mit einem *Gipsverband* versorgt. Für leichtere Fälle wird im allgemeinen eine Fixationsdauer von 3 bis 6 Wochen, für schwerere von 8 bis 12 Wochen für nötig erachtet.

Überwiegend konservative, nur in ausgewählten Fällen operative Behandlung. BAHR, BARRINGTON, F. BECKER, BÖHLER, BRADFORD u. a., BOMBELLI, CORNELL und HARDY, DICKSON, EHALT, ENDER, FRIPP, GHINST, HOHL und LUCK, JONASCH, HULTEN, KAPPIS, KEYSER, KÜPPERMANN, KUSS und FELDER, LANGE, LICHTENAUER, MIKKELSEN, NIEDERLE und VLCEK, OSTAPOWICZ, PAYR, REIBEL und WADE, SALEM und WURNIG, SCHAUTZ, SCHMIDT, SPRENGELL, SLEE, TURNER, WASSNER, WEYAND und WITTER *behandeln zwar die meisten Schienbeinkopfbrüche konservativ, scheuen sich aber nicht, in den Fällen, bei denen die konservative Einrichtung eine unzureichende Stellung ergibt, eine operative Einrichtung durchzuführen*. Der Prozentsatz der operierten Schienbeinkopfbrüche bewegt sich bei dieser Indikationsstellung etwa zwischen 5% und 20%.

Während REIBEL und WADE die Operation der Impressionsbrüche
ausdrücklich ablehnen, ist bei den übrigen Autoren dieser Gruppe gerade
die *blutige Hebung und Unterfütterung* der eingedellten Gelenkfläche bei
einem unstabilen Impressionsbruch die häufigste Indikation zur Operation. Es werden aber auch andere Brüche operiert, wenn sie sich konservativ nicht einrichten oder halten lassen.

Hinsichtlich der weiteren Behandlung nach der primären Versorgung
treten BARRINGTON, BRADFORD u. a., HOHL und LUCK, KAPPIS, KÜPPER-
MANN, LICHTENAUER, NIEDERLE und VLCEK, PAYR und TURNER für eine
frühzeitige Bewegungsbehandlung ein, der überwiegende Teil der Autoren
stellt die Schienbeinkopfbrüche aber in einem *Gipsverband* oder in einer
Extension mit anschließender Gipsfixation bis zur knöchernen Konsolidierung ruhig.

Operative Behandlung. ANDREESEN, AUFRANC, BARR, BÜRKLE DE
LA CAMP, BUCKNER, BUTTERMANN, CLARKE, FELSENREICH, FOGED, HOLLE
und HART, JUNGHANNS, LANDELIUS, LEE, LEHMANN, LENTZ, MAATZ,
M. MÜLLER, PALMER, PEREY, REHBEIN und BUSSE, FRIES, HADJISTA-
MOFF, HOFFMANN, KNOBLAUCH, KÖHNLEIN und WELLER, KRULL, KURT,
LEADBETTER und HAND, OTT und TSCHIU, RICKLIN, ROMBOLD, SCHÜRCH
und ACKERMANN, STOCKER, STUMPFEGGER, THORNTON und SANDISON,
WILLENEGGER sowie WITT dehnen die Anzeigestellung zur Operation auf
einen noch größeren Kreis von Schienbeinkopfbrüchen aus. Sie emp-
fehlen nicht nur die Hebung und Unterfütterung der in die Tiefe ge-
schlagenen Gelenkfläche bei einem Impressionsbruch, sondern auch die
blutige Einrichtung der meisten anderen *unstabilen* und *verschobenen*
Schienbeinkopfbrüche mit dem Ziel der *stabilen Osteosynthese.*

Uneinheitlich ist die Haltung zu den *bikondylären Brüchen*, besonders
zu den „*Trümmerbrüchen*". Während HOLLE und HART, PALMER, REH-
BEIN und BUSSE ausdrücklich davor warnen, einen Trümmerbruch operativ zu behandeln, empfiehlt ein Teil der Autoren, auch die schweren
und unstabilen bikondylären Brüche operativ einzurichten und mit einer
Osteosynthese zu versorgen.

Die erweiterte Indikationsstellung zur Operation erkennt man deutlich, wenn man den *Prozentsatz der operierten Fälle* bei einzelnen der
Autoren betrachtet. So operierten ANDREESEN etwa 40%, BARR 50%,
BUTTERMANN 50%, FOGED 30%, PEREY 40%, LEADBETTER und HAND
70% und ROMBOLD 50% der Verletzten, über deren Behandlung sie
berichten.

Hinsichtlich der *postoperativen Behandlung* verzichtet ein Teil der
Autoren auf eine Ruhigstellung des operierten Kniegelenks, meist wird
es aber doch bis zum Abschluß der Wundheilung für etwa 2 bis 3 Wochen
fixiert. Die volle Belastung wird auch den Operierten im allgemeinen
nicht vor Ende des 3. bis 4. Behandlungsmonats erlaubt.

Behandlungsmethoden nach 1930

Konservative Einrichtung. Die konservative Einrichtung eines in die
Tiefe getriebenen und gekippten Schienbeinknorrens wird im allgemeinen durch *O- oder X-Vermehrung* des verletzten Kniegelenks mit oder

ohne *Längszug* durchgeführt. Eine *Rekurvation* kann man durch *Beugung* über ein Widerlager, eine *Antekurvation* durch *Überstreckung* des Kniegelenks ausgleichen.

BÖHLER hat für die unstabilen mono- und bikondylären Schienbeinkopfbrüche die Einrichtung im *Schraubenzugapparat* empfohlen. Mit Hilfe des Schraubenzugapparates kann man einen ununterbrochenen, dosierten Dauerzug ausüben und das Bein entsprechend den Erfordernissen in O- oder X-Vermehrung und mit gebeugtem oder gestrecktem Kniegelenk aufhängen.

Percutane Einrichtung. Gelingt es nicht, die Bruchstücke konservativ einzurichten, so kann man nach dem Vorschlag von BÖHLER in den abgebrochenen Schienbeinknorren 2 Steinmann-Nägel einschlagen und die Stellung der Bruchstücke auf diese Weise *direkt* beeinflussen.

Kompressionsinstrumente zur Beseitigung der *Verbreiterung* eines gebrochenen Schienbeinkopfes haben BÖHLER, DEUBNER, EBNER, METZ und SYLLER angegeben. Besondere Kompressorien, die während eine Verschraubung durchgeführt wird, vorübergehend liegen bleiben können, ohne eine *Hautschädigung* zu verursachen, wurden von SCHNEIDER und REHBEIN und BUSSE entwickelt. KINDERSLEY umwickelte zur Einrichtung das Kniegelenk fest mit einer derben *Gummibinde*. Zum Zwecke der Dauerkompression haben KLAPP die *Kompressionsextension* und den *Quengelgips*, KEMKE den *parallelen Drahtquergegenzug* und KORALEWSKI ein Verfahren mit *zwei parallelen Drähten*, die unter Kompression gesetzt werden, empfohlen. COTTON lagert das verletzte Bein in einen *Thomas-Splint*, der mit *zwei gepolsterten Pelotten* eine Kompression des Schienbeinkopfes ermöglicht. HELFERICH wickelte um das Kniegelenk eine *elastische Binde*, nachdem zum Schutz der Kniekehle vorher seitlich je ein Brett angelegt worden war.

Unterfütterungsoperationen. Nachdem HULTEN 1929 die Hebung und Unterfütterung einer imprimierten Schienbeingelenkfläche mit einer *Gipsplombe* angeregt hatte, wurde die operative Einrichtung der Impressionsbrüche zunehmend häufiger durchgeführt. Außer BECKER und BUTTERMANN, die in den dreißiger Jahren *Elfenbeinbolzen* zur Unterfütterung benutzten, haben alle anderen Autoren auf verschiedene Art und Weise hergestelltes und konserviertes *Knochenmaterial* übertragen. LIPPMANN und PEREY haben darauf hingewiesen, daß die Unterfütterung *stabiler* gerät, wenn man den Knochendefekt nicht nur vollstopft, sondern die Gelenkfläche mit einem für den Einzelfall besonders bearbeiteten senkrecht stehenden Knochenspan unterstützt, den man zusätzlich an der vorderen Corticalis des Schienbeinkopfes wirksam verankern soll.

JONASCH hat eine Methode entwickelt, die es unter *Bildwandlerkontrolle* ermöglicht, einen Impressionsbruch *percutan* und durch ein *Corticalisfenster* einzurichten und die entstandene Knochenhöhle mit Knochenmaterial auszufüllen.

KAPPIS war der Meinung, daß man oft auf eine *Unterfütterung* des gehobenen Imprimats *verzichten* könne, wenn man es mit einer direkt

quer unter die Gelenkfläche gelegten *Schraube* unterstützt. KÜNTSCHER
hat zur Hebung einer Gelenkfläche am Schienbeinkopf die Verwendung
eines *keilförmigen Blattfedernagels* empfohlen.

LEE benutzte zum Ersatz einer völlig zerstörten Gelenkfläche des
äußeren Schienbeinknorrens ein Transplantat aus dem vorderen *Darm-
beindorn*. WILSON und JACOBS sowie TITZE verwendeten zu diesem
Zweck eine Hälfte der am verletzten Kniegelenk herausgenommenen
Kniescheibe.

Ruhigstellung im Gipsverband. Soll ein verletztes Kniegelenk ruhiggestellt werden, so ist der *ungepolsterte Oberschenkelgipsverband* im allgemeinen das Mittel der Wahl. Er wird entweder direkt nach der unblutigen oder blutigen Einrichtung oder anschließend an eine anfängliche Extensionsbehandlung bzw. eine Behandlung mit einem Gipsverband mit gleichzeitiger Extension angelegt. Er muß so angelegt werden,
daß er der ursprünglichen Fehlstellung im Kniegelenk entgegenwirkt.

Bei frischen Knochenbrüchen und nach Operationen muß nach BÖHLER
*der Gipsverband noch vor Verlassen des Gipszimmers auf der Streckseite
des Beines immer bis auf den letzten Faden gespalten* werden. BÖHLER hat
immer betont, daß das Spalten des primären Gipsverbandes durch keine
spezielle Verbandstechnik (Polsterung) und kein Medikament ersetzt
werden kann, es verhindert akute Zirkulationsstörungen und Schmerzen
und ist zugleich die erste vorbeugende Maßnahme gegen das Auftreten
einer Sudeckschen Atrophie.

Um frühzeitige Bewegungsübungen in achsengerechter Stellung und
unter Führung des Kniegelenks zu ermöglichen, werden von einzelnen
Autoren *Scharniergipse* und *Schienenhülsenapparate* verwendet.

Behandlung im Dauerzug. Die Extensionsbehandlung wurde anfänglich mittels eines an der Haut angreifenden *Zinkleimverbandes* durchgeführt. Seit den zwanziger Jahren dieses Jahrhunderts ist diese Art
der Übertragung des Zuges zunehmend durch die Extension mit einem
Fersenbeinnagel oder -draht verdrängt worden.

Die Extensionsbehandlung wird bei Schienbeinkopfbrüchen unter
zwei verschiedenen *Gesichtspunkten* angewendet. Ein Teil der Autoren
faßt sie als Methode der relativen *Ruhigstellung* unter annähernd achsen-
gerechten Verhältnissen auf. In diesem Sinne findet sie auch bei der
Behandlung eines Unter- oder Oberschenkelbruches Verwendung. Eine
Reihe von Autoren baut den Dauerzug aber in ein Programm früh-
zeitiger aktiver und passiver *Bewegungsübungen* ein. Bei liegender Extension werden die Verletzten angehalten, ihr Kniegelenk selbsttätig
oder unter Benutzung eines Rollenzuges zu bewegen. Die *Indikation zu
dieser Extensionsübungsbehandlung* wird verschieden gestellt. Manche
Autoren behandeln so nur die leichten stabilen Schienbeinkopfbrüche,
andere ausnahmslos alle Bruchformen, nicht selten wird sie auch als
Weiterbehandlung für solche Knochenbrüche empfohlen, die nach blu-
tiger Einrichtung mit einer stabilen Osteosynthese versorgt wurden.

Osteosynthesen. Auch die verschiedenen zur Osteosynthese von
Schienbeinkopfbrüchen entwickelten und angewandten Materialien kön-

nen nur aufgezählt werden. Von ANDREESEN und SCHÜRCH sind *Doppelgewinde tragende Drähte* bzw. *Bolzen* entwickelt worden, von BARR und KIAER stammen in der Wirkung ähnliche lange *Schrauben mit Gegenmutter.* PISANI hat einen *mehrteiligen Bolzen* besonderer Konstruktion angegeben, beim Bolzen von JUVARA wird die Verschraubung durch Zwischenschaltung zweier Hülsen extracutan gelegt. Das *Prinzip* bei den Doppelgewinde tragenden Drähten bzw. Bolzen und den Schrauben mit Gegenmuttern ist, daß die Osteosynthesematerialien bei der Verschraubung den Halt nicht mit ihren Gewinden in der oft zerbrochenen Spongiosa und Corticalis des Schienbeinkopfes finden müssen, sondern die Schraubenköpfe zusammen mit den Gegenmuttern eine maximale *Kompression* der Bruchstücke gegeneinander ermöglichen. Außerdem eignen sie sich zur *percutanen Einführung* nach vorher erfolgter unblutiger Einrichtung.

Dauernden Druck im Bruchspalt bei gleichzeitiger stabiler Fixation erstreben SPIGELMANN mit der Verwendung eines umgebogenen Mooreschen Nagels und MAATZ mit der *Spongiosafeder.* COBEY empfiehlt eine Schraube mit einem *korkzieherartigen Gewinde* und einer gespornten Beilagscheibe. KOCH, HOLLE und HART fixieren einen abgebrochenen Schienbeinknorren mit einem oder mehreren *Keilkantnägeln,* die gegenüber runden Nägeln über eine besonders große Haftfähigkeit gegenüber Abscherung und Drehung verfügen sollen.

Außer diesen speziellen Schrauben und Nägeln werden Schrauben aller Art allein und in Verbindung mit Laschen und anderen Osteosynthesematerialien benutzt. Das Instrumentarium der „Arbeitsgemeinschaft für Osteosynthese" enthält spezielle *Kondylenplatten* für das obere Schienbeinende und *Schienbeinkopfdruckplatten.*

Insbesondere J. BÖHLER, EHALT und ENDER haben darauf hingewiesen, daß man auch im Schienbeinkopfbereich durch die Fixation der Bruchstücke mit mehreren *gekreuzten Bohrdrähten,* die sich besonders leicht nach einer unblutigen Einrichtung percutan einführen lassen, eine so stabile Osteosynthese erreichen kann, daß es bei zusätzlicher Anlegung eines Oberschenkelgipsverbandes in der Regel nicht zu einer sekundären Verschiebung kommt.

Drahtnähte werden bei einem Schienbeinkopfbruch meistens nach der von LEHMANN angegebenen Methode durchgeführt, indem der Draht durch 2 parallele, quer durch den Schienbeinkopf gebohrte Kanäle geführt und über Beilagscheiben geknüpft wird. LANDELIUS führt 2 Drähte nur durch 1 Kanal und verdreht sie dann über je einen an jeder Seite angelegten Anker aus Metall.

WEISS hat einen Fall veröffentlicht, bei dem ein abgebrochener Schienbeinknorren mit einem *Rush-Pin* fixiert wurde. KÜNTSCHER hat für alte Leute, die baldmöglichst außer Bett gebracht werden sollen, die *transartikuläre temporäre Nagelarthrodese* mit einem langen Oberschenkelmarknagel vorgeschlagen.

KÜPPERMANN warnt vor der Anwendung metallischen Osteosynthesematerials und hat gute Erfahrungen mit der Verwendung von *hetero-*

plastischen Knochenschrauben und *-stiften* gemacht. Auch KUMMER fixierte einen Spaltbruch durch einen in der Frontalebene quer durch den Schienbeinkopf getriebenen *Schienbeinspan.* SCHAUTZ benutzt „Kieler" *Kantkeilspäne.*

Behandlung der Schienbeinkopfbrüche im Unfallkrankenhaus Wien XX

Übersicht über die bei 378 frischen Schienbeinkopfbrüchen angewandten Behandlungsmethoden

Der überwiegende Teil der in den Jahren 1950—1959 behandelten Schienbeinkopfbrüche wurde *konservativ* behandelt. Nur bei 63 (16,7%) Schienbeinkopfbrüchen wurde ein *operativer* Eingriff vorgenommen. Es handelte sich dabei um 38 (10,1%) Einrichtungen in *offener Wunde* und 25 (6,6%) *percutane Operationen.*

Einrichtung. Die Einrichtung gelang bei 260 (68,7%) Verletzten allein durch Anwendung einfacher *manueller Maßnahmen,* wie Korrektur einer Fehlstellung durch O- oder X-Vermehrung im Kniegelenk und Zusammenpressen des verbreiterten Schienbeinkopfes. 72 (19,1%) Brüche wurden im *Schraubenzugapparat* eingerichtet, bei 17 (4,5%) davon gelangte zusätzlich ein *percutanes* Einrichtungs- oder Osteosyntheseverfahren zur Anwendung.

Bei den 38 (10,1%) *offenen* Einrichtungen handelte es sich hauptsächlich (32mal) um die Reposition eines Bruches mit Imprimat am Außenknorren (27 monokondyläre und 5 bikondyläre Brüche). Von allen anderen Bruchformen wurden nur Einzelfälle ausnahmsweise operiert. 28mal (7,4%) wurde die Gelenkfläche nach der operativen Einrichtung mit Knochenspänen unterfüttert. Die verwandten Knochenspäne stammten zu 60% aus der Knochenbank, 40% waren Eigenspäne.

Bei den 25 (6,6%) Verletzten, bei denen wir eine *percutane* Operation durchführten, richteten wir 13mal einen Bruch mit percutan eingeführten Steinmann-Nägeln ein, 14mal versorgten wir einen Bruch nach konservativer oder percutaner Einrichtung mit einer gedeckten Bohrdrahtosteosynthese.

Osteosynthese. Insgesamt wurden 42 (11,1%) Verletzte mit einer Osteosynthese versorgt. 14mal handelte es sich davon um *percutane* Bohrdrahtungen, 28 Osteosynthesen (15mal Schrauben, 9mal Bohrdrähte, 2mal Doppelgewindebolzen und 2mal Drahtnähte) wurden in *offener* Wunde angebracht.

Versorgung des Meniscus. Bei 38 in offener Wunde eingerichteten Schienbeinkopfbrüchen war nur 3mal ein Meniscus so verletzt, daß er *entfernt* werden mußte. In 6 weiteren Fällen wurde eine *Teilresektion* wegen eines Meniscuseinrisses oder -abrisses vorgenommen. War der Meniscus nur von der Basis abgelöst und verlagert, so fixierten wir ihn wieder mit einigen feinen Nähten an seinem ursprünglichen Platz.

Ruhigstellung (Tabelle 5). Mit Ausnahme von 33 knöchernen Bandausrissen und leichten Fissuren wurde das betroffene Kniegelenk immer bis zur knöchernen Heilung ruhiggestellt. Niemals führten wir eine frühzeitige Übungsbehandlung vor Abschluß der Knochenheilung durch. Beim größten Teil der Verletzten erfolgte die Ruhigstellung im *Gipsverband*, der entweder sofort nach der Einrichtung oder einige Tage später nach Abschwellen des Kniegelenks angelegt wurde.

Zwei Verunfallte mit einer Nebenverletzung wurden bis zur Heilung mit Dauerzug am Fersenbein behandelt, sonst schloß sich an eine *anfängliche alleinige Extensionsbehandlung* durch Dauerzug am Fersenbeinnagel oder an eine vorübergehende Behandlung mit einem *Gipsverband mit gleichzeitiger Fersenbeinnagelextension* immer eine Ruhigstellung im Gipsverband an.

In der Regel wurde ein *Oberschenkelgipsverband* angelegt, bei leichten Brüchen auch eine *Oberschenkelgipshülse*. Bei einigen schweren offenen Brüchen und kombinierten Verletzungen gelangte auch ein *Beckenbeingipsverband* zur Anwendung. Es handelte sich immer um *ungepolsterte* Gipsverbände, die bis auf den letzten Faden *gespalten* wurden, wenn sie sofort nach dem Unfall oder im Anschluß an eine Operation angelegt worden waren. Durchschnittlich am 25. Tag nach dem Unfall durften die Verletzten das betroffene Bein im Gipsverband *belasten*. Daß auch dieser Zeitpunkt bei den verschiedenen Bruchformen unterschiedlich ist, ist aus der Tabelle 6 ersichtlich.

Tabelle 5. *Methoden der Ruhigstellung*

	Alle Brüche		Konservativ behandelte Fälle		Percutan und offen operierte Fälle	
Keine Ruhigstellung	33	8,7%	33	10,5%		
Oberschenkelgipshülse	44	11,7%	43	13,7%	1	1,6%
Oberschenkelgipsverband	216	57,2%	172	54,6%	44	69,9%
Nur Fersenbeinnagel-dauerzug	2	0,5%	2	0,6%		
Fersenbeinnagel-Dauerzug mit anschließendem Ober-schenkel-Gehgipsverband	28	7,4%	23	7,3%	5	7,9%
Fersenbeinnagel-Dauerzug mit gleichzeitigem Gipsverband und anschließendem Ober-schenkel-Gehgipsverband	42	11,1%	36	11,4%	6	9,5%
Beckenbeingipsverband mit anschließendem Oberschenkel-Gehgipsverband	13	3,4%	6	1,9%	7	11,1%
Summe	378	100%	315	100%	63	100%

Tabelle 6. *Behandlungszeit, Dauer der Ruhigstellung und Zeitpunkt der Belastung im Gipsverband*

	Gesamtbehandlungszeit in Tagen	Stationäre Behandlungszeit in Tagen	Fixationsdauer in Wochen	Zeitpunkt der *Belastung* am .... Tag
Durchschnitt *aller* frischen Brüche	134	34	8,5	25.
Brüche *ohne* Nebenverletzung	119	26	7,7	23.
Brüche *mit* Nebenverletzung	163	51	11,2	28.
Geschlossene konservativ behandelte Brüche	108	19	7	19.
Geschlossene operierte Brüche	167	45	10,2	37.
Offene konservativ behandelte Brüche	92	67	10	34.
Offene operierte Brüche	169	113	13,5	39.
Brüche ohne Verschiebung (Gr. I)	67	12 (65%)	4,8	12.
Monokondyläre Depressionsbrüche (Gr. II)	137	32 (91%)	8,5	22.
Monokondyläre Impressionsbrüche mit intaktem Rand (Gr. III,1)	98	15 (61%)	6,8	12.
Monokondyläre Impressionsbrüche mit abgespaltenem Rand und Spaltbrüche mit Imprimat (Gr. III,2 u. III,3)	140	31 (95%)	9,2	24.
Bi- und infrakondyläre Brüche (Gr. IV)	173	64 (98%)	10,4	35.
Konservativ behandelte Fälle der Gr. III,2 u. III,3	111	25	8,9	17.
Operativ behandelte Fälle der Gr. III,2 u. III,3	188	35	10,6	34.
209 *Privat*unfälle	113	34		
169 *Arbeits*unfälle	174	40		

Nachbehandlung. Nach Abnahme des Gipsverbandes erhielten die Verletzten im allgemeinen am betroffenen Bein einen *Unterschenkelzinkleimverband* und eine elastische Binde, die über das Kniegelenk bis zur Mitte des Oberschenkels reichte. Außerdem wurden mit den Verunfallten unter *Vermeidung jeglicher Schmerzen aktive Bewegungsübungen* in Form des Oberschenkelgruppenturnens, Übungen am „Kniebeugegestell" und mit dem Ansinnschen „Bergsteigerapparat" durchgeführt.

Ein kleinerer Teil der Verletzten wurde dazu in einem Rehabilitationszentrum stationär aufgenommen.

Passive Bewegungsübungen, Massagen, Bäder und andere hydrotherapeutische Maßnahmen kamen im Unfallkrankenhaus Wien XX *niemals* zur Anwendung. Ebenso haben wir immer auf die Verabreichung von angeblich die Durchblutung und die Knochenbruchheilung fördernden Medikamenten *verzichtet.*

Behandlungszeit (Tabelle 6). Die Verletzten waren durchschnittlich 134 Tage in Behandlung, davon 34 Tage stationär. Da bei unterschiedlichen Bruchformen, Bruchzuständen und Behandlungsmethoden der Gesamtdurchschnittswert nur eine wenig aufschlußreiche Zahlenangabe ist, wurden die Verletzten, je nachdem, ob sie eine *Nebenverletzung* aufwiesen oder nicht, ob der Bruch *geschlossen* oder *offen* war, ob sie *konservativ* oder *operativ* behandelt wurden und nach der *Bruchform* in verschiedene Gruppen eingeteilt. Die Prozentangabe bei der stationären Behandlungszeit gibt an, wie groß der Anteil der stationär Behandelten der jeweiligen Gruppe war.

Die Tabelle 6 zeigt, daß die Gesamtbehandlungszeit, die stationäre Behandlungszeit und die Fixationsdauer *länger* waren und der Zeitpunkt, zu dem den Verletzten die Belastung im Gipsverband erlaubt wurde, *später* eintrat, wenn eine Nebenverletzung vorlag, der Knochenbruch offen war oder operiert wurde.

Auch zwischen den einzelnen *Bruchformen* besteht hinsichtlich der ermittelten Werte oft ein beträchtlicher Unterschied. Besonders aufschlußreich ist ein Vergleich zwischen den *konservativ* behandelten und den *operierten* monokondylären Impressionsbrüchen mit abgespaltenem Rand und Spaltbrüchen mit Imprimat. Er fällt eindeutig zugunsten der konservativ behandelten Fälle aus.

Deutlich unterschiedlich sind auch die Behandlungszeiten von 209 *Privat*unfällen einerseits und von 169 versicherten *Arbeits*unfällen (Arbeitern, Angestellten und Selbständigen sowie fest angestellten Bundes- und Gemeindebediensteten) andererseits.

Komplikationen bei der Behandlung von 378 frischen Schienbeinkopfbrüchen

Wundheilung. Komplikationen von seiten der Wundheilung traten nach den 54 Operationen an *geschlossenen* Brüchen dreimal (5,5%) und nach 9 operativen Eingriffen bei *offenen* Brüchen viermal (44,5%) auf. Bezogen auf alle behandelten Schienbeinkopfbrüche sind das nur 1,9% Wundinfektionen.

Nur einmal handelte es sich dabei um eine *schwere* Kniegelenkinfektion. Sie entstand bei einem offenen Bruch, der nach der Wundversorgung und Einrichtung im Beckenbeingipsverband fixiert wurde und zur Amputation des betroffenen Beines führte. Die übrigen 6 Wundheilungsstörungen waren lediglich *leichte* Weichteilinfektionen der Verletzungs-

oder Operationswunde. Nach den 25 percutanen Operationen kam es *niemals* zu einer Infektion.

Außerdem trat noch bei 3 offenen Brüchen mit zusätzlicher Verletzung der Arteria poplitea während der abwartenden Behandlung vor der Amputation eine Infektion am betroffenen Bein auf. Bei 4 weiteren Patienten kam es zu einer Eiterung im Bereich eines anderen offenen Knochenbruches. Bei einem dieser Fälle war wegen eines infizierten gleichseitigen schwer offenen Oberschenkelbruches mit allgemeiner Sepsis die Oberschenkelamputation ebenfalls unvermeidlich.

Peroneuslähmungen entstanden als *Behandlungskomplikation* bei 3 Verletzten (0,8%). 2 dieser Lähmungen bildeten sich zurück.

Thrombosen, Infarkte, Embolien. Bei 20 Patienten (5,3%) kam es während der Behandlung zu einer der genannten thromb-embolischen Komplikationen. Im einzelnen handelte es sich um 12 (3,2%) *Thrombosen*, die mit einer Ausnahme das verletzte Bein betrafen, und 8 *Lungeninfarkte* (2,1%), von denen einer (0,3%) zum sofortigen Tode führte.

Die Häufigkeit dieser Komplikationen läßt eine Abhängigkeit von der in Tabelle 6 ersichtlichen stationären Behandlungszeit, die im allgemeinen der eingehaltenen *Bettruhe* entspricht, erkennen. Während bei 301 *konservativ* behandelten *geschlossenen* Knochenbrüchen nur in 4,3% der Fälle eine Thrombose oder ein Infarkt auftraten, ist dies bei 77 *offenen* oder *operierten geschlossenen* Brüchen in 9,1% der Fall. Von den Bruchformen weisen die monokondylären Depressionsbrüche (Gr. II) mit 8,9% und die besonders oft operierten Impressionsbrüche mit abgespaltenem Rand (Gr. III,2) und Spaltbrüche mit Imprimat (Gr. III,3) mit 11,3% die größten Prozentsätze auf.

Bei den 76 Verletzten mit monokondylären Impressionsbrüchen mit intaktem Rand (Gr. III,1) gibt es dagegen *keine* thromb-embolischen Komplikationen, obwohl dies zugleich die Gruppe mit dem höchsten Durchschnittsalter ist. Andererseits haben diese Patienten aber mit 15 Tagen die *kürzeste* stationäre Behandlungszeit, und mit 39% ist die Rate der ausschließlich *ambulant* behandelten Fälle am größten, durchschnittlich am 12. Tag durften sie am *frühesten* das gebrochene Bein im Gipsverband *belasten*.

Diese Tatsachen weisen darauf hin, daß es wichtig ist, bei Verletzten in fortgeschrittenem Lebensalter nach Möglichkeit auf eingreifende Behandlungsverfahren, die mit längerer Bettruhe einhergehen, zu verzichten. Eine Thromboseprophylaxe mit Antikoagulantien wurde und wird im Unfallkrankenhaus Wien XX *nicht* durchgeführt, da uns die bisherigen Ergebnisse nicht befriedigten.

Sonstige Komplikationen. Bei 10 weiteren Verunfallten (2,6%) trat eine Reihe anderer Komplikationen auf, von denen 4 (1,1%) tödlich ausgingen (Herzinfarkt, Parotitis und 2mal Pneumonie). Bei den 6 übrigen Fällen handelte es sich zweimal um eine Pneumonie und je einmal um eine Hepatitis, eine Cholecystitis, eine Cystopyelitis und ein Delirium tremens.

Behandlungsergebnisse bei 378 frischen Schienbeinkopfbrüchen

Todesfälle. 7 (1,9%) der 378 Verletzten mit einem frischen Schienbeinkopfbruch verstarben während des stationären Aufenthaltes. Die Todesursache war bei 4 davon eine der schon genannten *Komplikationen*, 3 weitere erlagen einer schweren *zusätzlichen Verletzung*, die sie sich beim gleichen Unfall zugezogen hatten (Hirnkontusion und Hämatopneumothorax; Fettembolie bei multiplen schweren Knochenbrüchen; Mesenterialvenenabriß).

Amputationen. Sechsmal (1,6%) wurde das verletzte Bein im Oberschenkel amputiert. Es handelte sich dabei um einen bikondylären Depressions-Beugebruch, 4 bikondyläre Depressions-Überstreckungsbrüche und einen infrakondylären Überstreckungsbruch.

Es mußte somit bei 5,5% der bi- und infrakondylären Brüche, 14,3% der bikondylären Depressions-Überstreckungsbrüche und 26,1% der offenen Schienbeinkopfbrüche das Bein amputiert werden. Bei allen Amputationsfällen lagen zusätzlich zum Schienbeinkopfbruch ein oder mehrere weitere schwer offene Knochenbrüche an der gleichen Extremität vor.

Die *Indikation* zur Amputation war in 4 Fällen eine durch den Schienbeinkopfbruch verursachte irreversible *Durchblutungsstörung* und zweimal eine schwere *Infektion*. Die Amputation wurde nur einmal am Unfalltag vorgenommen, bei den übrigen Verletzten entschloß man sich erst dann zur Operation, als die demarkierte Nekrose das wirkliche Ausmaß der Durchblutungsstörung zeigte oder die Infektion die Absetzung unvermeidbar machte.

Ankylosen und Arthrodesen. In keinem Fall kam es nach einem frischen Schienbeinkopfbruch zu einer Ankylose, noch wurde primär oder sekundär eine Kniegelenkarthrodese durchgeführt.

Beinverkürzungen, Peroneuslähmungen und Unstabilität des Kniegelenks. 5 bi- und infrakondyläre Brüche (1,3%) führten zu einer *Beinverkürzung* unter 3 cm. Bei 7 (1,9%) Verletzten bestand bei Abschluß der Behandlung eine *Lähmung des Nervus peroneus*, es handelte sich dabei fünfmal um eine Unfallfolge und zweimal um eine Behandlungskomplikation. 24 (6,3%) wiesen eine *Unstabilität* des Kniegelenks bei O- oder X-Vermehrung auf.

Beweglichkeit. Die Kniegelenkbeweglichkeit war größtenteils bei Behandlungsende noch erheblich *eingeschränkt* (Tab. 7).

Mit der Einschränkung, daß die operativ eingerichteten Schienbeinkopfbrüche durchschnittlich schwerer waren als die konservativ behandelten, soll doch auf die *schlechtere* Beweglichkeit der operierten Kniegelenke bei einer um etwa 70% *längeren* Gesamtbehandlungszeit hingewiesen werden. In der Tabelle 8 ist die Einschränkung der Beugefähigkeit von 314 *konservativ* und mit *percutanen* Eingriffen behandelten Verletzten der von 34 in *offener* Wunde eingerichteten gegenübergestellt.

Bei Behandlungsende erreichten 76,4% der *konservativ* Behandelten eine Beugestellung von mindestens 90° im Kniegelenk gegenüber nur 44,1% bei den *Operierten*.

Tabelle 7. *Beweglichkeit*[1]

		Anzahl der Fälle	
Streckung frei		126	(36,2%)
Streckhemmung	—10°	161	(46,2%)
„	11—20°	48	(13,8%)
„	21—30°	10	(2,9%)
Überstreckbarkeit	0—10°	3	(0,9%)
	Summe	348	(100%)
Beugung frei		64	(18,4%)
Beugehemmung	— 30°	158	(45,4%)
„	31— 40°	33	(9,5%)
„	41— 50°	34	(9,8%)
„	51— 60°	24	(6,9%)
„	61— 70°	7	(2,0%)
„	71—100°	21	(6,0%)
„	101—130°	7	(2,0%)
	Summe	348	(100%)

[1] Die *Differenz* zwischen der Fallzahl bei Behandlungs*beginn* und *-ende* ergibt sich durch den Abzug der verstorbenen und amputierten, der in andere Krankenhäuser zur Weiterbehandlung überwiesenen und der aus der Behandlung ausgebliebenen Verletzten. Dies gilt auch für die Tabellen 8 und 9.

Daß der Grund für die *schlechtere* Funktion der operierten Verletzten tatsächlich in der *Behandlungsmethode* und nicht nur in der Schwere des Bruches zu suchen ist, zeigt ein Vergleich der Prozentsätze derer, die bei den verschieden schweren Bruchformen ihr verletztes Kniegelenk wieder bis zum rechten Winkel beugen konnten. Dies ist bei den überwiegend *konservativ* behandelten z. T. sehr *schweren* monokondylären Depressionsbrüchen und bi- und infrakondylären Brüchen bei 69,8 und 70,8% der

Tabelle 8. *Beweglichkeit*

		Konservative Behandlung und *percutane* Eingriffe			*Einrichtung in offener* Wunde		
Beugung frei		63	20,0%		1	2,9%	
Beugehemmung	—30°	151	48,1%	} 76,4%	7	20,6%	} 44,1%
„	31—40°	26	8,3%		7	20,6%	
„	41—50°	28	8,9%		6	17,6%	
„	über 50°	46	14,7%		13	38,3%	
	Summe	314	100%		34	100%	

Tabelle 9. *Röntgenologisches Ergebnis*

	Anzahl der Fälle bei Behandlungsbeginn		Anzahl der Fälle bei Behandlungsende	
Verbreiterung des Schienbeinkopfes				
Keine Verbreiterung	232	(61,3%)	260	(73,4%)
Verbreiterung $-^1/_{10}$	33	(8,7%)	52	(14,7%)
„ $^1/_{10}-^2/_{10}$	89	(23,5%)	42	(11,9%)
„ über $^2/_{10}$ der Schienbeinkopfbreite	24	(6,5%)		
Summe	378	(100%)	354	(100%)
Stufe in der Gelenkfläche				
Keine Stufe	119	(31,5%)	131	(36,9%)
— 4 mm	91	(24,1%)	125	(35,4%)
5— 9 mm	82	(21,7%)	71	(20,1%)
10—14 mm	44	(11,6%)	21	(5,9%)
15—19 mm	25	(6,6%)	4	(1,1%)
üb. 20 mm	17	(4,5%)	2	(0,6%)
Summe	378	(100%)	354	(100%)
Achsenknickung				
Keine Achsenknickung	178	(47,1%)	250	(70,6%)
— 4°	73	(19,3%)	65	(18,4%)
5— 9°	59	(15,6%)	32	(9,0%)
10—14°	34	(9,0%)	5	(1,4%)
15—19°	18	(4,8%)	2	(0,6%)
üb. 20°	16	(4,2%)		
Summe	378	(100%)	354	(100%)
Richtung der Achsenknickung				
Valgus	36%		17%	
Varus	8%		5%	
Antekurvation	10%		1%	
Rekurvation	14%		11%	

Fall. Auch bei den *konservativ* behandelten Impressionsbrüchen mit abgespaltenem Rand und Spaltbrüchen mit Imprimat sind es 73%. Diese Prozentsätze sind nicht viel geringer als die entsprechenden Werte bei den *leichten* Brüchen ohne Verschiebung mit 79,4% und den Impressionsbrüchen mit intaktem Rand mit 86,8%. Nur von den *operierten* Impressionsbrüchen mit abgespaltenem Rand und Spaltbrüchen mit Imprimat erreichten, und das sei nochmals betont, nach langer Behandlungszeit lediglich 33% bei der Beugung eine Stellung von 90° im Kniegelenk.

Röntgenologisches Ergebnis. Die Tabelle 9 zeigt eine Übersicht über die erreichten röntgenologischen Resultate, wobei die Befunde zu Beginn der Behandlung denen bei Behandlungsende gegenübergestellt sind.

Die *Rekurvation* ist die Achsenknickung, die sich am schwersten beeinflussen läßt. Während zu Beginn der Behandlung von den Achsenknickungen über 5° 29% Rekurvationen sind, ist das bei Behandlungsende bei 56% der Fall. Bei den nach Abschluß der Behandlung bestehenden Achsenknickungen über 10° handelt es sich ausschließlich um Rekurvationen.

Die Tabelle 9 zeigt, daß das Schwergewicht der Behandlung nicht auf die Beseitigung von *Stufen* und *Impressionen* in der Gelenkfläche gelegt wurde. Das läßt sich nur erreichen, wenn man den größten Teil der Schienbeinkopfbrüche mit Verschiebung operiert. Dagegen weisen 70,6% der Verletzten bei Behandlungsende ein völlig achsengerechtes Knie und weitere 18,4% nur leichte Veränderungen der *Kniegelenkgesamtachsen* auf. Nur bei den Bruchformen, bei denen die Gefahr bestand, daß bei konservativer Behandlung eine stärkere Achsenknickung und ein unstabiles Kniegelenk entstehen würde, wie bei den Impressionsbrüchen mit abgespaltenem Rand und den konservativ nicht zu reponierenden Spaltbrüchen mit Imprimat, wurde häufiger operiert.

Das *Ziel der Behandlung* eines Schienbeinkopfbruches ist nach BÖHLER, dem Verletzten wieder ein *gerades, schmerzfreies* und *standfestes* Bein mit größtmöglicher Beweglichkeit aus der *vollen Streckung* zu verschaffen. Wenn man berücksichtigt, daß es sich bei den Achsenknickungen über 5° bei Behandlungsende überwiegend um die, wie die Nachuntersuchung zeigte, funktionell nicht so bedeutsamen Rekurvationen handelte, konnte das von BÖHLER formulierte Behandlungsziel, wie die Tabelle 9 erkennen läßt, fast immer durch die zu 90% *konservative* Einrichtung erreicht werden. Daß für das funktionelle Ergebnis ein möglichst konservatives Vorgehen günstiger ist, beweist die bei den operierten Verletzten stark verzögerte Wiedererlangung der oft eingeschränkten Kniegelenkbeweglichkeit. Die Nachuntersuchungsergebnisse werden diese Feststellung weiter bestätigen.

Behandlung der Schienbeinkopfbrüche ohne Verschiebung
(Gruppe I)

Die Behandlung der mono- und bikondylären Schienbeinkopfbrüche ohne Verschiebung ist *einfach*. Auch bei den wenigen Verletzten, bei denen ein knöcherner Randabriß disloziert war, wurde niemals eine Einrichtung, ein operativer Eingriff oder eine gedeckte bzw. offene Osteosynthese durchgeführt (Abb. 4).

Ruhigstellung. 19 (27,5%) der Patienten erhielten *nicht einmal* einen ruhigstellenden Verband angelegt. Es handelte sich dabei um Fissuren, bei denen die Möglichkeit einer sekundären Verschiebung von vornherein ausgeschlossen werden konnte, und um etwa die Hälfte der Verletzten mit einem knöchernen Randabriß. Wir haben auf eine Fixation nur dann verzichtet, wenn die klinische Symptomatik und die Beschwerden gering waren, vor allem durfte aber *keine Beeinträchtigung der Kniegelenkstabilität* vorliegen.

Bei 18 (26,1%) der Verunfallten wurde eine *Oberschenkelgipshülse*, bei 28 (40,5%) ein *Oberschenkel-Gehgipsverband* und 4mal (5,8%) wegen einer Nebenverletzung eine Extension allein, ein Gipsverband mit gleichzeitiger Extension oder ein Beckenbeingipsverband angelegt. Gewöhnlich betrug die *Dauer der Ruhigstellung* bei Fällen ohne Nebenverletzung 4 oder 6 Wochen. Die durchschnittliche Fixationszeit belief sich bei den Fällen, die einen ruhigstellenden Verband erhielten, auf 4,8 Wochen.

Behandlung der monokondylären Depressionsbrüche (Gruppe II)

Bei der Behandlung der 56 monokondylären Depressionsbrüche gelangten in 47 (84%) Fällen *konservative* Methoden zur Anwendung. Nur bei 9 (16%) Verletzten wurde der Bruch in *offener* Wunde oder mit *percutan* eingeführten Steinmann-Nägeln eingerichtet bzw. nach der Einrichtung mit einer percutanen Bohrdrahtfixation versorgt.

Behandlung einfacher Brüche. Bei 37 (66,1%) Verletzten mit einem Bruch, wie ihn die Abbildung 9 zeigt, genügten zur Einrichtung ganz einfache Maßnahmen wie Korrektur der Fehlstellung durch *O- oder X-Vermehrung* des Kniegelenks, *Zusammenpressen* des verbreiterten Schienbeinkopfes und *direkter manueller Druck* auf das verschobene Bruchstück. Zur Ruhigstellung diente in der Regel ein *Oberschenkelgipsverband*, bei einer Reihe leichterer Fälle auch lediglich eine *Oberschenkelgipshülse*. Vereinzelt mußte wegen einer Nebenverletzung eine anfängliche Extensionsbehandlung durchgeführt werden. Die durchschnittliche Dauer der Ruhigstellung betrug *8 Wochen*.

Behandlung stark verschobener Brüche. Bei 19 (33,9%) Verletzten genügten so einfache Maßnahmen *nicht*.

Bei 2 Verletzten davon beschränkte sich der operative Eingriff auf die Reposition mit *percutan eingeführten Steinmann-Nägeln* (Abbildung 31).

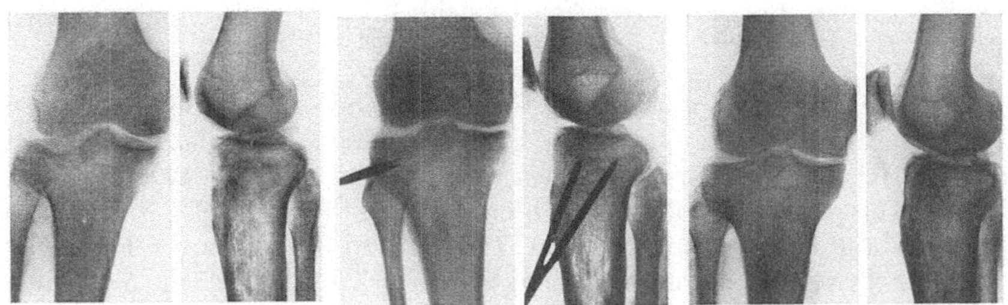

a 24. 3. 54   b 24. 3. 54   c 3. 1. 57

Abb. 31. 52j. Fleischhauer. Am 24. 3. 54 vom Motorrad niedergestoßen. *Vorderer Depressionsbruch des re. äußeren Schienbeinknorrens (Gr. II,5)*, (a). Einrichtung mit percutan eingeführten Steinmann-Nägeln (b), Oberschenkel-Spaltgipsverband für 2 Wochen, danach Oberschenkel-Gehgipsverband für 8 Wochen. Gesamtbehandlungszeit 110 Tage, davon 36 stationär. Endbefund: Beide Kniegelenke bandfest, re. 180/60°, li. 180/50°. Keine Nachuntersuchung. Unfallrente (versicherter Arbeitsunfall): 11 Monate 30%, 12 Monate 20%, keine Dauerrente. (c) nach 3 Jahren

Drei monokondyläre Depressionsbrüche wurden *in offener Wunde eingerichtet*. Die Indikation zur operativen Einrichtung war im ersten Fall eine Zertrümmerung des vorderen Anteils des deprimierten inneren Schienbeinknorrens, die eine Unterfütterung mit Knochenspänen erforderlich machte. Beim zweiten Verletzten lag ein schwer offener Verrenkungsbruch vor, und beim dritten ließ sich die Kippung des äußeren Schienbeinknorrens konservativ nicht beheben. Nur beim ersten Fall war ein Meniscus stark verletzt und mußte entfernt werden.

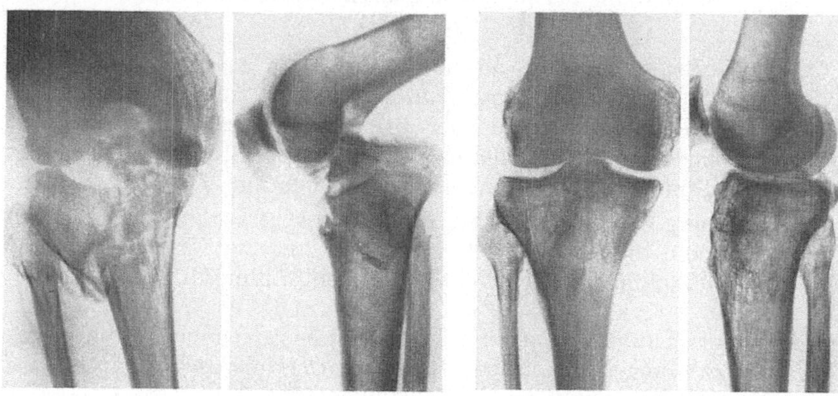

a 1. 10. 59   b 6. 5. 64

Abb. 32. 50j. Malermeister. Am 1. 10. 59 Autounfall. *Offener Abscherungsbruch des ganzen re. äußeren Schienbeinknorrens* mit Verrenkung des Unterschenkels nach hinten *(Gr. II,4)*, Bruch des Wadenbeinköpfchens (a), Durchblutungsstörung unterhalb des re. Kniegelenks und offener Bruch des li. inneren Oberschenkelknorrens. Wundversorgung, Einrichtung im Schraubenzugapparat, danach sofort Besserung der Durchblutung. Osteosynthese mit percutan eingeführten gekreuzten Bohrdrähten. Gespaltener Beckenbeingipsverband für 3 Wochen, danach Oberschenkel-Gehgipsverband für 9 Wochen. Gesamtbehandlungszeit 263 Tage, davon 36 stationär. Endbefund: Knie re. 160/55°, li. 170/55°. Nach 5 Jahren (b): Kein Berufswechsel, keine Beschwerden, normaler Gang, Kniegelenke seitengleich bandfest und bds. 180/55°. Unfallrente (versicherter Arbeitsunfall): 2 Monate 70%, 5 Monate 50%, 15 Monate 30%, Dauerrente 25% (Mitverletzungen!)

Bei 14 Verletzten mit einem stärker verschobenen monokondylären Depressionsbruch gelangte nach Schlagen eines Fersenbeinnagels bei der Einrichtung der *Schraubenzugapparat* in der von BÖHLER beschriebenen Weise zur Anwendung. Es handelte sich dabei um 9 *Verrenkungsbrüche* wie auf den Abbildungen 5, 7, 8, 32 und 33 und um 5 Fälle mit *stärkerer Verschiebung* ohne Verrenkung. Ein Teil der Brüche war auch *offen*.

Einrichtungsergebnis bei den Brüchen mit stärkerer Verschiebung. Bei allen 19 Verletzten mit einem stärker verschobenen monokondylären Depressionsbruch gelang es durch die Einrichtung immer, *Verrenkungen oder Teilverrenkungen* zu beseitigen (Abb. 5, 7, 8, 32 und 33). Durch Reposition des tragenden Anteils des deprimierten Schienbeinknorrens konnte eine stärkere *Achsenknickung* mit Ausnahme weniger Fälle, bei denen sie ebenfalls mit konservativen Mitteln vermeidbar gewesen wäre, verhindert werden. Bestand nach der Einrichtung eine *Stufe*, handelte es sich meist um eine Impression in der Nähe der Zwischenknorren-erhebung, die nach Lage, Tiefe und Ausmaß keinen Einfluß auf die Gelenkstabilität und die Kniegelenkgesamtachsen hatte.

Osteosynthese. Zur inneren Fixation wurden 7 (12,5%) der mono-kondylären Depressionsbrüche mit einer Osteosynthese versorgt: vier-mal (Abb. 7, 8 und 32) gelangten *percutan*, zweimal in *offener* Wunde eingeführte *Bohrdrähte* und einmal eine *Doppelgewindeschraube*, eben-falls nach operativer Einrichtung, zur Anwendung. *Niemals* kam es nach einer der Osteosynthesen zu einer *Infektion*.

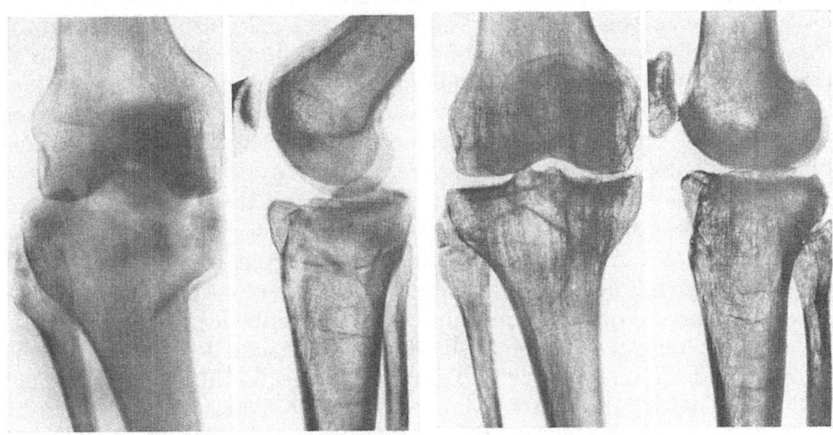

a 31. 7. 53   b 2. 9. 64

Abb. 33. 40j. Hilfsarbeiter und Saisonbademeister. Am 31. 7. 53 Sturz beim Fuß-ballspiel. *Vorderer Depressionsbruch des re. inneren Schienbeinknorrens (Gr. II,1)* mit Teilverrenkung des Unterschenkels nach außen und Bruch des Wadenbein-köpfchens (a). Einrichtung im Schraubenzugapparat, Oberschenkel-Spaltgipsver-band mit gleichzeitigem Fersenbeinnagel-Dauerzug mit 5 kg für 6 Wochen, danach Oberschenkel-Gehgipsverband für 6 Wochen. Gesamtbehandlungszeit 192 Tage, davon 45 stationär. Endbefund: Knie re. 170/60°, li. 170/45°. Nach 11 Jahren (b): Kein Berufswechsel. Betreibt Sport (Schwimmen, Laufen, Fußball, Radfahren). Keine Beschwerden, Gang normal. Kniegelenke seitengleich bandfest und bds. 180/45°

Ruhigstellung. *Alle*, auch die mit einer Osteosynthese versorgten Brüche wurden von der Einrichtung bis zur knöchernen Heilung *un-unterbrochen ruhiggestellt*. Etwa die Hälfte der Verletzten erhielt gleich einen anfangs *gespaltenen Oberschenkel-Liegegipsverband* mit anschließen-dem Oberschenkel-*Geh*gipsverband (Abb. 9 und 31). Die andere Hälfte mit besonders stark verschobenen, z. T. Verrenkungsbrüchen (Abb. 5, 7 und 33) versorgten wir für die ersten 5 bis 6 Wochen nach der Ein-richtung mit einem *gespaltenen Oberschenkelliegegips mit gleichzeitiger Fersenbeinnagelextension* mit einem durchschnittlichen Zuggewicht von 5 kg. Bei schwer offenen Brüchen legten wir auch für die ersten Wochen einen *Beckenbeingipsverband* an (Abb. 32).

Die durchschnittliche *Dauer der Ruhigstellung* betrug bei den stärker verschobenen monokondylären Depressionsbrüchen 10,5 Wochen. Ein Verrenkungsbruch wurde in der Regel sogar 14 Wochen ruhiggestellt.

Erhaltung des Einrichtungsergebnisses. Beim überwiegenden Teil konnte die durch die Einrichtung erlangte Stellung der Bruchstücke auch erhalten werden. Neben der einen *Doppelgewindeschraube* erwiesen sich bei richtiger Einführung und zusätzlicher äußerer Ruhigstellung auch die *gekreuzten Bohrdrähte* als hinlänglich stabile Osteosynthese.

Bei 5 so schweren Brüchen, wie sie die Abbildungen 7, 8 und 32 zeigen, kam es nach der Verwendung *gekreuzter Bohrdrähte* zu *keiner* sekundären Verschiebung. Nur bei einem *hinteren Depressionsbruch des inneren Schienbeinknorrens mit Teilverrenkung des Unterschenkels nach außen und vorn* trat trotz der Versorgung mit gekreuzten Bohrdrähten eine neuerliche Verschlechterung der Bruchstellung auf. Daß man auch bei Brüchen mit starker Verschiebung allein durch *äußere Ruhigstellung* ein gutes Einrichtungsergebnis erhalten kann, zeigen die Abbildungen 5, 31 und 33. Nur bei 3 der 12 Brüche mit einer stärkeren Verschiebung, die nach der Einrichtung keine Osteosynthese erhielten, verschlechterte sich die Stellung sekundär. Es handelte sich dabei zweimal wiederum um einen *hinteren Abscherungsbruch des inneren Schienbeinknorrens* von der Art der in Abbildung 7 gezeigten Brüche.

Diese Brüche, bei denen zusätzlich zur hinteren Abscherung des inneren Schienbeinknorrens eine Impression der zentralen an die Zwischenknorrenerhebung grenzenden Teile der Gelenkfläche des Außenknorrens vorliegt und die meist zu einer Teilverrenkung des Unterschenkels nach außen und vorn führen, *bereiten sowohl bei der Einrichtung als auch bei der Erhaltung der erreichten Stellung besondere Schwierigkeiten.*

Nach der Einrichtung sind diese Brüche so *unstabil*, daß es bei alleiniger äußerer Fixation im Oberschenkelspaltgips trotz gleichzeitigem Dauerzug an einem Fersenbeinnagel in der Regel wieder zu einer neuerlichen Verbreiterung des Schienbeinkopfes mit Teilverrenkung des Unterschenkels nach vorn und außen kommt. Deshalb ist bei den hinteren Abscherungsbrüchen mit Teilverrenkung des Unterschenkels immer eine *Osteosynthese* notwendig. Der Bruch auf Abbildung 7 wurde mit gekreuzten Bohrdrähten versorgt. Da es in einem gleichartigen Fall trotz Verwendung von Bohrdrähten zu einer sekundären Verschiebung kam, haben wir in letzter Zeit, und zwar ebenfalls *percutan*, eine *Schraube mit Gegenmutter* benutzt, mit der sich eine stabile Osteosynthese durchführen läßt.

Wichtiger als die Art des Osteosynthesematerials ist seine *richtige Einführung* und *Lage*. Um den nach hinten abgescherten inneren Schienbeinknorren fest am stehengebliebenen vorn-seitlichen Teil des Außenknorrens fixieren zu können, muß man eine Schraube von medial-hinten nach vorn-lateral durch den Schienbeinkopf führen. Die Schraube soll parallel zur Gelenkfläche etwa 1 bis 1,5 cm unterhalb derselben liegen. Wegen der physiologischen Abdachung der Schienbeingelenkfläche nach hinten ist deshalb bei der Bohrung des Schraubenkanals von medialhinten her der Bohrergriff um etwa 5 bis 10° fußwärts zu senken.

Behandlung der nicht mehr frischen oder schon veralteten monokondylären Depressionsbrüche

26 Verletzte kamen mit einem *nicht mehr frischen* oder schon *veralteten* monokondylären Depressionsbruch. Unter Verzicht auf eine ins einzelne gehende Besprechung dieser Fälle soll nur darauf hingewiesen werden, daß neben guten Ergebnissen konservativer und operativer Behandlung bei einem Teil von ihnen noch beträchtliche *nicht eingerichtete* Verschiebungen, in 8 Fällen sogar eine Teilverrenkung im Kniegelenk bestand. Die Abbildungen 6 und 34 zeigen 2 nicht eingerichtete monokondyläre Verrenkungsbrüche nach vorangegangener *konservativer*, die Abbildung 35 einen solchen nach primärer *operativer* Behandlung.

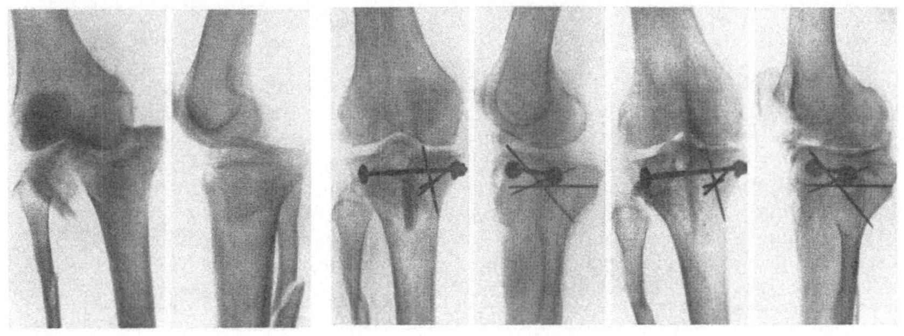

a 16. 9. 55   b 11. 5. 56   c 30. 9. 64

Abb. 34. 22j. Hilfsarbeiterin. Am 13. 8. 55 Motorradsturz. *Abscherungsbruch des ganzen re. äußeren Schienbeinknorrens (Gr. II,4)* mit Teilverrenkung des Unterschenkels nach innen und hinten und Unterschenkelbruch re. Schwangerschaft im 8. Monat. Auswärts Fersenbeinnagel-Dauerzug durch 5 Wochen, Aufnahme im Unfallkrankenhaus am 16. 9. 55 (a): Nicht eingerichteter Schienbeinkopf-Verrenkungsbruch re., nicht fester Unterschenkelbruch re. Wegen unmittelbar bevorstehender Entbindung und danach aufgetretener Komplikationen erst 6 Monate nach dem Unfall operative Einrichtung mit Entfernung des zerstörten und verwachsenen äußeren Meniscus und Verschraubung des Schienbeinkopfes. Oberschenkel-Spaltgipsverband für 4 Wochen, danach Oberschenkel-Gehgipsverband für 8 Wochen. Gesamtbehandlungszeit 301 Tage, davon 60 stationär. Endbefund (b): Knie re. 180/170°, li. 180/50°. Nach 9 Jahren (c): Berufswechsel wegen Unfallfolgen. Leichte Beschwerden, stark hinkend, Knie re. in einer Stellung von 180° versteift

Nur bei einem 4 Wochen alten Verrenkungsbruch und in einem weiteren Fall bei einer 22jährigen Frau mit einem schon 7 Monate alten Verrenkungsbruch (Abb. 34) versuchten wir, die schwere Fehlstellung durch eine *verspätete offene Einrichtung mit Osteosynthese* zu beheben. Dabei erwiesen sich verletzte und verlagerte Menisci durch ihre Verwachsungen als ein Einrichtungshindernis und wurden entfernt.

Das Behandlungsergebnis des ersten Patienten ist nicht bekannt, da er zur Weiterbehandlung im Gipsverband an ein auswärtiges Krankenhaus überwiesen wurde, bei dem 7 Monate alten Verrenkungsbruch bestand trotz guter Einrichtung bei Behandlungsende eine *Strecksteife* des operierten Kniegelenks (Abb. 34).

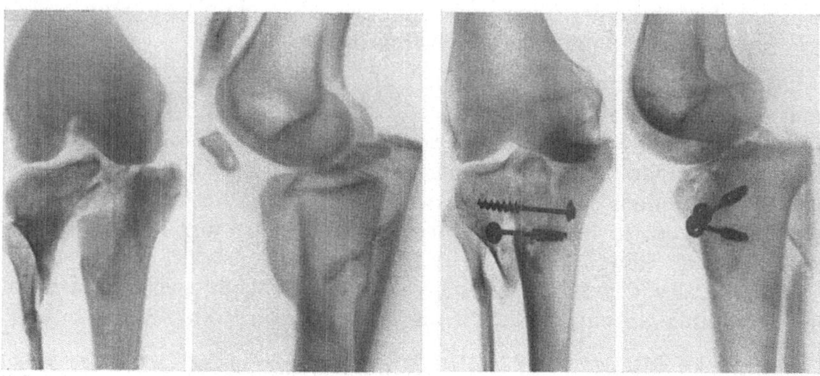

a 1. 2. 57   b 29. 4. 57

Abb. 35. 36j. Monteur. Am 1. 2. 57 Autounfall. *Offener Abscherungsbruch des ganzen re. äußeren Schienbeinknorrens (Gr. II,4)* mit Teilverrenkung des Unterschenkels nach innen und hinten, Lähmung des N. peroneus, Kniescheibenbruch und Wadenbeinbruch (a). Auswärts Fersenbeinnagel-Dauerzug mit 7 kg für 3 Wochen. Am 21. 2. 57 operative Einrichtung und Verschraubung, Beckenbeingipsverband, für 3 Wochen. Wegen neuerlicher Verschiebung Abnahme des Gipsverbandes, Fersenbeinnagel-Dauerzug mit 10 kg für 10 Tage, dann Beckenbeingipsverband, anschließend Fersenbeinnagel-Dauerzug für 1 Woche. Am 1. 4. 57 Verlegung im Beckenbeingipsverband ins Unfallkrankenhaus. Nicht eingerichteter, operierter und verschraubter, in der Operationsnarbe fistelnder Schienbeinkopf-Verrenkungsbruch mit Peroneuslähmung (b). Betäubungsmittelsucht mit deliranten Zuständen, Behandlung der Wundinfektion. 1. 6. 57—1. 7. 57 Nervenklinik. Am 21. 7. 57 mit Oberschenkelgipshülse Verlegung ins Heimatkrankenhaus zur Weiterbehandlung. Bei der Entlassung unveränderter nicht eingerichteter, operierter Schienbeinkopf-Verrenkungsbruch, Wundinfektion gebessert. Keine Nachuntersuchung

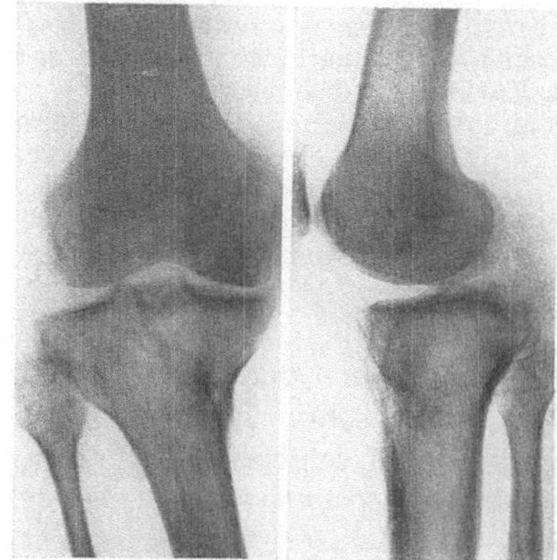

11. 3. 58

Abb. 36. 55j. Schmied. Am 11. 10. 57 Motorradsturz. *Vorderer Depressionsbruch des re. inneren Schienbeinknorrens (Gr. II,1)* mit Teilverrenkung des Unterschenkels nach außen. Auswärts 3 Wochen Liegegips, anschließend 10 Wochen Oberschenkel-Gehgipsverband. Stationäre Übungsbehandlung mit Wärmeanwendung und heißen Bädern. Untersuchung im Unfallkrankenhaus am 11. 3. 58 (a): Starke Schmerzen, Schwellung und vermehrte Varusstellung re. Knie re. 180/80°, li. 180/50°. Keine Nachuntersuchung. Unfallrente (versicherter Arbeitsunfall): Vorübergehende und Dauerrente von 30%

Bei allen anderen auswärts vorbehandelten *nicht mehr frischen* monokondylären Depressionsbrüchen mit einer noch bestehenden Fehlstellung haben wir nur *konservativ* versucht, eine Besserung der Stellung zu erreichen. Einem Verletzten mit einem 3 Monate alten schweren, nicht eingerichteten Verrenkungsbruch (Abb. 6) haben wir eine *Arthrodese* vorgeschlagen. Der Verunfallte lehnte die Operation aber wegen des Fehlens stärkerer subjektiver Beschwerden ab.

Auch bei *veralteten* Verletzungen mit einer Fehlstellung oder einer mäßigen Teilverrenkung im Kniegelenk, wie sie die Abbildung 36 zeigt, haben wir *nie eine gelenkerhaltende, stellungsverbessernde Operation* durchgeführt. Die Verletzten erhielten den Rat, sich beim Auftreten unerträglich starker Beschwerden zur Durchführung einer *Arthrodese* wieder vorzustellen. Soweit es uns bekannt ist, wurde bisher bei keinem von ihnen eine Arthrodese notwendig.

Behandlung der monokondylären Impressionsbrüche mit intaktem Rand (Gruppe III,1)

Bei der Behandlung der Brüche dieser Gruppe gingen wir davon aus, daß das verletzte Kniegelenk trotz der Impression fast immer *stabil* ist, weil der Oberschenkelknorren auf den nicht imprimierten Teilen der Gelenkfläche und vor allem auf dem stehengebliebenen Rand eine *hinreichende Abstützung* findet (Abb. 10). So weisen 77% der Verletzten mit einem Impressionsbruch mit intaktem Rand im Kniegelenk *keine Achsenknickung* auf, und nur bei 5% von ihnen ist sie größer als 5°.

Einrichtung. Mit Ausnahme von 3 Fällen (4%) war die Behandlung der 76 Verletzten dieser Gruppe *konservativ* und beschränkte sich auf eine sachgemäße Ruhigstellung. Bei einem Patienten wurde die Impression in *offener* Wunde gehoben und mit Bankspänen unterfüttert, bei 2 weiteren versuchten wir, das Imprimat mit *percutan* eingeführten Steinmann-Nägeln zu heben. Ohne Unterfütterung sank die Impression aber wieder zurück.

Ruhigstellung. 10% der Imprimate waren so geringfügig, daß man sogar auf die Ruhigstellung *verzichtete*. Die übrigen Verletzten erhielten in der Regel einen *Oberschenkelgipsverband*, ein Viertel von ihnen nur eine *Oberschenkelgipshülse*.

Der Gipsverband wurde so angelegt, daß der gebrochene Schienbeinknorren beim Gehen im Gipsverband *entlastet* war. Bei den häufigen Impressionsbrüchen des Außenknorrens muß man deshalb das Kniegelenk im Augenblick des Erstarrens des Gipses in O-Vermehrung halten, bei den sehr seltenen Brüchen des Innenknorrens dagegen in X-Vermehrung. Die *Fixationsdauer* betrug in der Regel 6 Wochen, bei leichten Brüchen nur 4 Wochen, bei schwereren mitunter 8 Wochen.

Behandlung der monokondylären Impressionsbrüche mit abgespaltenem Rand (Gruppe III,2) und Spaltbrüche mit Imprimat (Gruppe III,3)

Indikation zur operativen Einrichtung. Als Zeichen dafür, daß der äußere Oberschenkelknorren auf dem Schienbeinaußenknorren *keine hinreichende Abstützung* findet, zeigen die primären Röntgenbilder von drei

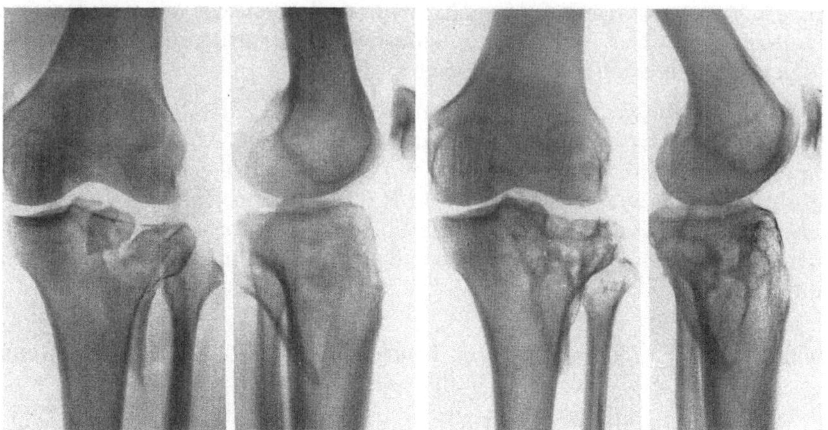

a 28. 3. 50   b 24. 9. 64

Abb. 37. 37j. Hilfsarbeiterin. Am 28. 3. 50 Sturz aus ½ m Höhe. *Impressionsbruch des li. äußeren Schienbeinknorrens mit Abspaltung eines schmalen seitlichen Randes (Gr. III,2a)*, (a). Einrichtung im Schraubenzugapparat durch manuelle Kompression, Oberschenkel-Spaltgipsverband für 2 Wochen, danach geschlossener Oberschenkelgipsverband für 8 Wochen. Gehbügel ab der 6. Behandlungswoche. Gesamtbehandlungszeit 165 Tage, davon 19 stationär. Endbefund: Knie li. 185/60°, re. 185/55°. Vergleiche dazu den operierten Fall der Abbildung 11. Nach 14 Jahren (b): Kein Berufswechsel. Leichte Beschwerden, mäßig hinkend. Kniegelenke bds. 180/50°, li. leichte Unstabilität bei X-Vermehrung. Unfallrente (versicherter Arbeitsunfall): Vorübergehende und Dauerrente von 30%

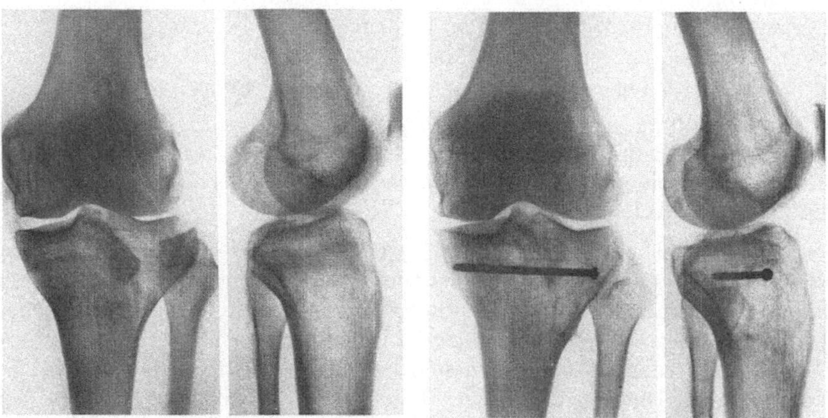

a 12. 9. 59   b 18. 9. 64

Abb. 38. 38j. Hochschulassistent. Am 12. 9. 59 Sturz beim Fußballspiel. *Impressionsbruch des li. äußeren Schienbeinknorrens mit Abspaltung eines vorn-seitlichen Randes (Gr. III,2c)*, (a). Operative Hebung und Unterfütterung mit Spänen aus der Knochenbank, Verschraubung, Oberschenkel-Spaltgipsverband für 3 Wochen, danach geschlossener Oberschenkelgipsverband für 7 Wochen mit Gehbügel ab der 7. Behandlungswoche. Gesamtbehandlungszeit 180 Tage, davon 31 stationär. Endbefund: Knie li. 170/85°, re. 180/50°. Vergleiche dazu den konservativ behandelten Fall der Abbildung 13. Nach 5 Jahren (b): Fußballspielen aufgegeben. Keine Beschwerden, normaler Gang. Kniegelenke bds, bandfest. li. 180/50°, re. 180/45°

Viertel der Verletzten dieser beiden Gruppen eine Achsenknickung im Sinne des *Valgus,* die in der Hälfte der Fälle sogar größer als 5° ist.

Wir entschlossen uns erst dann zur operativen Einrichtung, wenn es konservativ nicht gelang, dem äußeren Oberschenkelknorren durch Anpressen des abgespaltenen Randes eine genügende Abstützung zu verschaffen. Damit wurden neben der *Größe* und *Tiefe* des Imprimats vor allem die *Breite* und *Lokalisation* des abgespaltenen Randes zum entscheidenden Kriterium dafür, ob man operieren soll oder nicht.

Unter dieser Voraussetzung mußten von den Impressionsbrüchen mit abgespaltenem Rand in der Regel nur die mit *tiefem* und *großflächigem* Imprimat und *schmalem seitlichen* Rand *(Gr. III,2a) operativ* eingerichtet werden. Nur wenn die Breite des abgespaltenen Randes *ein Drittel der Breite* des verletzten Außenknorrens nicht erreichte, bezeichneten wir ihn als „schmal". Da von den *Spaltbrüchen mit Imprimat* ebenfalls nur die operiert wurden, bei denen das Imprimat ein *Repositionshindernis* darstellte, konnten von den 62 Verletzten dieser beiden Gruppen 31 (50%) *konservativ* behandelt werden, bei 5 (8,1%) gelangte ein *percutanes* Verfahren zur Anwendung, und 26mal (41,9%) mußte in *offener* Wunde eingerichtet werden.

Behandlung der Impressionsbrüche mit tiefem und großflächigem Imprimat und Abspaltung eines schmalen seitlichen Randes (Gr. III,2a, Abb. 11). Bei 17 (81%) von 21 Brüchen dieser Art haben wir das *Imprimat in offener Wunde gehoben und mit Knochenspänen* meist aus der Knochenbank *unterfüttert.* Bei einem Teil der Operierten fixierten wir zusätzlich den abgespaltenen Rand mit gekreuzten *Bohrdrähten* oder *Schrauben.*

Drei Verletzte konnten wegen einer Nebenverletzung oder hohen Alters *nicht* operiert werden, bei einem vierten Fall war der äußere Schienbeinknorren *so stark* zerstört (Abb. 37), daß wir die *konservative* Behandlung der technisch kaum möglichen operativen Rekonstruktion der Gelenkfläche vorzogen.

Behandlung der Impressionsbrüche mit weniger tiefem und großflächigem Imprimat und Abspaltung eines schmalen seitlichen Randes (Gr. III,2b, Abb. 12). 10 derartige Brüche, die primär nur dreimal eine Achsenknickung zwischen 5 und 9° aufwiesen und siebenmal *ohne oder nur mit einer geringfügigen Achsenknickung* einhergingen, wurden *konservativ* behandelt.

Behandlung der Impressionsbrüche mit Abspaltung eines schmalen vorn-seitlichen Randes (Gr. III,2c, Abb. 13). Von 8 Brüchen dieser Art zeigten 7 primär *keine Achsenknickung.* 6 Verletzte behandelten wir *konservativ* (Abb. 13), zweimal haben wir das Imprimat *gehoben* und mit Knochenspänen *unterfüttert* (Abb. 38 und 51).

Behandlung der Impressionsbrüche mit Abspaltung eines Randes, dessen Breite größer als ein Drittel der Breite des äußeren Schienbeinknorrens ist (Gr. III,2d, Abb. 14 und 52). 7 Verletzte mit einem Bruch dieser Art wurden ebenfalls *konservativ* oder mit *percutan* eingeführten Steinmann-Nägeln behandelt.

Behandlung der Spaltbrüche mit Imprimat (Gr. III,3). Von 16 Spaltbrüchen mit Imprimat mußten 7 Fälle mit *stärkerer* Verbreiterung und
einem relativ *großen* Imprimat, das beim konservativen Einrichtungsversuch die Beseitigung der Verbreiterung verhindert hatte, *operiert*

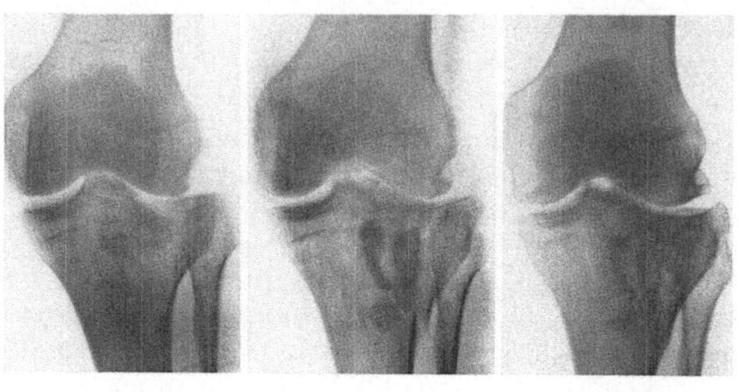

a 16. 12. 55   b 15. 3. 56   c 29. 9. 64

Abb. 39. 44j. Landwirt. Am 16. 12. 55 von einem Stier niedergestoßen. *Spaltbruch
des li. äußeren Schienbeinknorrens mit Imprimat (Gr. III,3)*, (a). Nach konservativem Einrichtungsversuch operative Einrichtung, Hebung und Unterfütterung
des Imprimates mit Spänen aus der Knochenbank, Oberschenkel-Spaltgipsverband
für 4 Wochen, danach Oberschenkel-Gehgipsverband für 6 Wochen. Endbefund (b):
Verbreiterung des Schienbeinkopfes nicht beseitigt, Knie li. 155/85°, re. 180/55°.
Gesamtbehandlungszeit 95 Tage, davon 41 stationär. Nach 9 Jahren (c): Arbeitet
in der Landwirtschaft. Mittlere Beschwerden, leicht hinkend. Kniegelenke bds.
bandfest, li. 170/80°, re. 170/66°. Unfallrente (versicherter landwirtschaftlicher
Arbeitsunfall): 3 Monate 100%, 12 Monate 60%, Dauerrente 20%

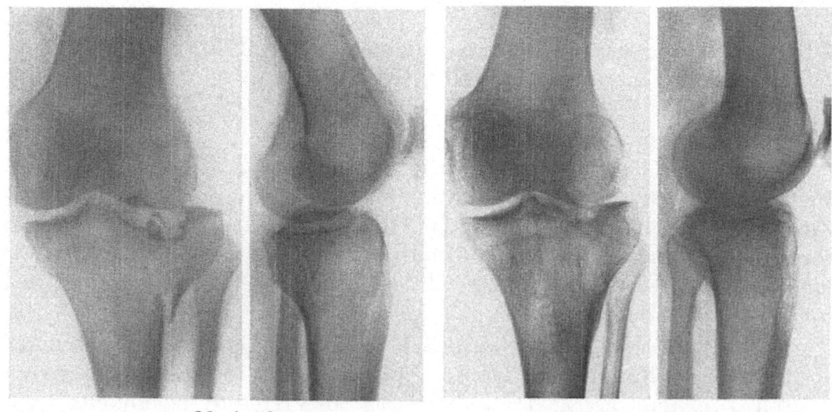

a 28. 4. 59   b 17. 6. 64

Abb. 40. 64j. Landwirtin. Am 28. 4. 59 Sturz aus 3 m Höhe. *Spaltbruch des li.
äußeren Schienbeinknorrens mit Imprimat (Gr. III,3)*, (a). Einrichtung durch manuelle Kompression, Oberschenkel-Spaltgipsverband für 2 Wochen, danach Oberschenkel-Gehgipsverband für 6 Wochen. Gesamtbehandlungszeit 75 Tage, davon
16 stationär. Endbefund: Knie li. 170/90°, re. 180/45°. Nach 5 Jahren (b): Arbeitet
in der Landwirtschaft. Mittlere Beschwerden, leicht hinkend, Kniegelenke bds.
bandfest, li. 180/80°, re. 180/45°. Unfallrente (versicherter landwirtschaftlicher
Arbeitsunfall): 5 Monate 30%, 12 Monate 20%, keine Dauerrente

werden (Abb. 16 und 39). Die Operation bestand in der Regel in einer
Hebung des Imprimats mit Verschraubung des Schienbeinkopfes nach
Beseitigung der Verbreiterung. Kleinere Imprimate wurden auch völlig
entfernt (Abb. 16). Nur in 2 von 7 Fällen wurde bei einem Spaltbruch
mit Imprimat eine Unterfütterung mit Knochenspänen durchgeführt
(Abb. 39).

Unter den 9 *konservativ* behandelten Brüchen waren 6 mit nur *geringer* Verbreiterung (Abb. 41). Dreimal bestand aber auch eine *stärkere* Verbreiterung mit *großem* Imprimat (Abb. 40).

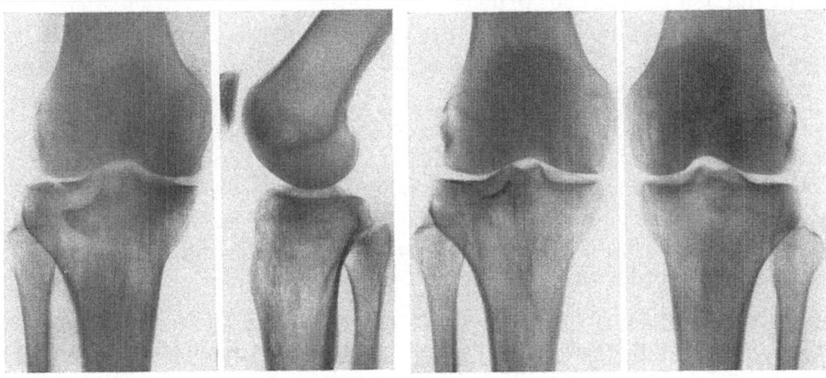

a 17. 6. 56 rechts   b 7. 10. 64 rechts   links

Abb. 41. 39j. Schlosser. Am 17. 6. 56 beim Fußballspiel Tritt gegen das re. Knie.
Spaltbruch des re. äußeren Schienbeinknorrens mit Imprimat (Gr. III,3), (a). Einrichtung durch manuelle Kompression, Oberschenkel-Spaltgipsverband für 2
Wochen, danach Oberschenkel-Gehgipsverband für 5 Wochen. Dauer der ambulanten Behandlung 76 Tage. Endbefund: Knie re. 165/70°, li. 175/60°. Nach 8
Jahren (b): Kein Berufswechsel, Fußballspielen aufgegeben. Keine Beschwerden,
Gang normal. Kniegelenke bds. bandfest und 180/55°

Versorgung des Meniscus. Der Meniscus war bei 6 (23,1%) der 26
operierten Impressions- und Spaltbrüche *verletzt. Niemals* aber war er
so stark beschädigt, daß er vollkommen *entfernt* werden mußte. War
ein Meniscus nur an seiner Basis abgetrennt, wurde er wieder mit einigen
feinen Situationsnähten fixiert.

Osteosynthese. Insgesamt haben wir 17 der 26 in *offener Wunde* eingerichteten Impressions- oder Spaltbrüche mit einer Osteosynthese versorgt, und zwar wurden neunmal *Schrauben*, sechsmal *gekreuzte Bohrdrähte* und je einmal eine *Doppelgewindeschraube* und eine *Drahtnaht*
verwendet.

Bei einem Verletzten mit einem Impressionsbruch mit Abspaltung
eines breiten Randes (Abb. 52) wurde nach Hebung des Imprimats mit
percutan eingeführten Steinmann-Nägeln der angepreßte Rand mit gekreuzten *Bohrdrähten* fixiert.

Hebung mit Steinmann-Nägeln. Die bei 5 Impressionsbrüchen mit abgespaltenem Rand durchgeführte Hebung des Imprimats mit percutan eingeführten Steinmann-Nägeln gelang zwar immer, ohne Unterfütterung blieben die Imprimate aber nur ausnahmsweise (Abb. 52) in der erreichten guten Stellung, meist sanken sie wieder ganz oder teilweise zurück.

Die percutane Hebung des Imprimats kann aber bei einem Impressionsbruch mit abgespaltenem breiten Rand (Gr. III,2d) oder einem Spaltbruch mit Imprimat (Gr. III,3) *das Zusammenpressen des verbreiterten Schienbeinkopfes erleichtern.* Erweist sich bei der Beseitigung der Verbreiterung bei derartigen Brüchen das Imprimat als Einrichtungshindernis, sollte man, bevor man sich zur Reposition in offener Wunde entschließt, immer einen Versuch mit percutan eingeführten Steinmann-Nägeln machen.

Operation nach JONASCH. In letzter Zeit haben wir die Impressionsbrüche, bei denen wir die Hebung des Imprimats für notwendig hielten, nach einer von JONASCH angegebenen Methode operiert, bei der unter *Bildwandlerkontrolle* die Hebung und Unterfütterung des Imprimats mit einem Stopfeisen durch einen *kleinen Hautschnitt* und ein *Corticalisfenster* in der Vorderwand des Schienbeinkopfes erfolgt.

Konservative Einrichtung. Bei der konservativen Einrichtung wurde der Schienbeinkopf bei in *O-Vermehrung* gehaltenem Kniegelenk manuell oder mit der Fersenbeinzwinge *zusammengepreßt.* Bei 8 (25,8%) der nicht operierten Verletzten gelangte während der Reposition und Anlegung des Gipsverbandes der Schraubenzugapparat zur Anwendung.

Man kann durch die konservative Einrichtung zwar die Impression selbst nicht beeinflussen, erreicht aber doch, daß der vom Außenknorren abgespaltene Rand wieder auf die Höhe des stehengebliebenen inneren Schienbeinknorrens gebracht wird. Gelingt es, die *Verbreiterung* des Schienbeinkopfes zu *beseitigen,* kann man so auch bei einem Impressionsbruch mit Abspaltung eines schmalen seitlichen Randes (Abb. 37) dem äußeren Oberschenkelknorren eine *hinreichende Abstützung* verschaffen.

Die Abbildungen 12, 13, 14, 37, 40 und 41 lassen erkennen, daß sich durch *konsequente konservative Technik,* wenn notwendig unter Zuhilfenahme percutaner Methoden (Abb. 52), auch bei schweren Brüchen eine *stärkere Achsenknickung verhindern* läßt und Unfallfolgen, wie sie die Abbildung 43 zeigt, auch *ohne* offene Einrichtung *vermeidbar* sind. Es soll an dieser Stelle schon darauf hingewiesen werden, *daß auf Grund unserer Nachuntersuchungsergebnisse ein hinlängliches Einrichtungsergebnis nach konservativer Behandlung einem idealen nach operativer Einrichtung vorzuziehen ist.*

Ruhigstellung. Von Ausnahmefällen abgesehen, wo eine Nebenverletzung der gleichen Extremität eine Extensionsbehandlung oder ein offener Bruch die Anlegung eines Beckenbeingipsverbandes erforderten, erhielten die Verletzten sofort nach der Einrichtung einen zunächst *gespaltenen Oberschenkelgipsverband in O-Vermehrung des Kniegelenks* angelegt. Insbesondere bei der konservativen Behandlung der Impressionsbrüche mit abgespaltenem Rand ist auf die O-Vermehrung im Gipsverband Wert zu legen. Man erreicht dadurch eine leichte Überkorrektur des angepreßten äußeren Schienbeinknorrenrandes und eine Entlastung des Außenknorrens beim Gehen im Gipsverband.

Die *Fixationsdauer* betrug durchschnittlich 9,2 Wochen, und zwar bei den *operierten* Fällen 10,6 Wochen, bei den *konservativ* behandelten dagegen nur 8,9 Wochen. Die Gesamtbehandlungszeit, die Dauer der stationären Behandlung und der Zeitpunkt, zu dem die Verletzten im Gipsverband belasten durften, sind in der Tabelle 6 ersichtlich. *Die Behandlungszeit der operierten Verletzten war um 70% länger als die der konservativ behandelten.*

Beweglichkeit. 79% der Verletzten konnten das betroffene Kniegelenk fast frei *strecken* und 66,2% konnten es bis zum rechten Winkel *beugen.*

Eine weitere Aufschlüsselung ergibt, daß die Bewegungsbefunde bei Abschluß der Behandlung bei den *operierten* Verletzten bei einer um 70% längeren Gesamtbehandlungszeit *schlechter* sind als bei den konservativ behandelten.

Tabelle 10. *Beweglichkeit operativ und konservativ behandelter Verletzter*

	24 offen eingerichtete Fälle		33 konservativ eingerichtete Fälle	
Streckung frei und Streckhemmung bis 10°	18	(75%)	27	(82%)
Stärkere Streckhemmung und Überstreckbarkeit	6	(25%)	6	(18%)
Beugung bis 90° möglich	8	(33%)	24	(73%)
Beugung bis 90° nicht möglich	16	(67%)	9	(27%)

Behandlung der nicht mehr frischen oder schon veralteten monokondylären Impressionsbrüche

37 Verletzte kamen mit einem *nicht mehr frischen* oder schon *veralteten* monokondylären Impressionsbruch. Mit Ausnahme von 2 Fällen behandelten wir alle auswärts vorbehandelten Verletzten mit einem *nicht mehr frischen* Bruch *konservativ* weiter. Die 2 *operierten* Patienten hatten einen noch nicht eingerichteten Impressionsbruch mit tiefem und großflächigem Imprimat und Abspaltung eines schmalen seitlichen Randes. Bei beiden Verletzten haben wir erst in der dritten Woche nach dem Unfall das Imprimat in offener Wunde gehoben und unterfüttert und den abgespaltenen Rand mit einer Schraube fixiert. In beiden Fällen wurde kein Meniscus entfernt.

Nur einmal haben wir bei einem *veralteten* Bruch eine *stellungsverbessernde, gelenkerhaltende Operation* durchgeführt. Bei dem auf Abbildung 42 abgebildeten veralteten Impressionsbruch mit tiefem und

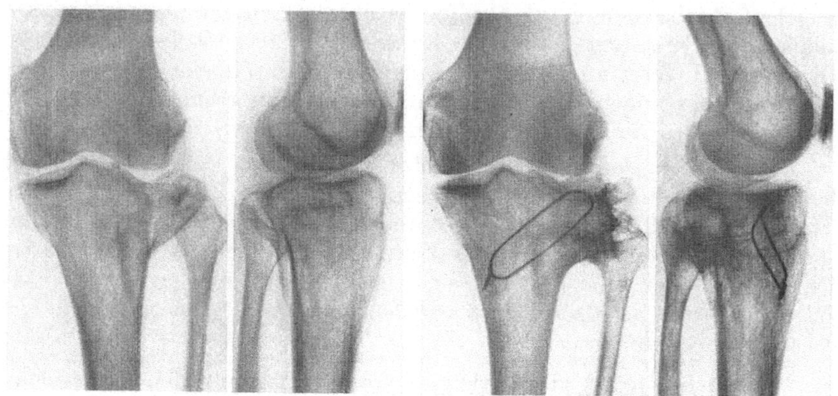

a 17. 12. 56   b 16. 7. 64

Abb. 42. 27j. Dreher. Am 20. 4. 56 Mopedsturz. *Impressionsbruch des li. äußeren Schienbeinknorrens mit Abspaltung eines seitlichen Randes (Gr. III,2a).* Auswärts Oberschenkel-Liegegipsverband für 12 Wochen. 17.12.56 (a): Ausgeprägte Valgusfehlstellung mit bei X-Vermehrung unstabilem Knie li.; 25.3.57: Operative Hebung des Imprimats und Unterfütterung mit Darmbeinspänen. Oberschenkel-Spaltgipsverband für 4 Wochen, danach Oberschenkel-Gehgipsverband für 8 Wochen, Gehbügel ab der 7. postoperativen Woche. Gesamtbehandlungszeit 548 Tage, Endbefund: Knie li. 170/70°, re. 180/50°. Nach 8 Jahren (b): Kein Berufswechsel. Mittlere Beschwerden, leicht hinkend; li. Schlottergelenk: vordere Schublade, Unstabilität bei O- und X-Vermehrung; li. 180/70°, re. 180/50°. Unfallrente (versicherter Arbeitsunfall): 10 Monate 100%, 8 Monate 40%, Dauerrente 30%

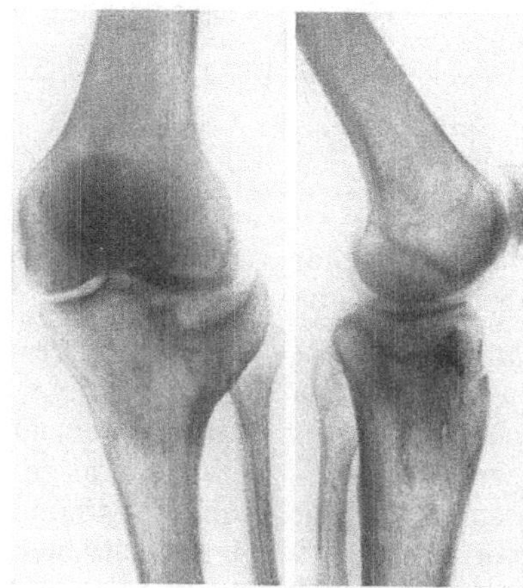

Abb. 43. 36j. Hilfsarbeiter. Am 4. 10. 40 Sturz von einem Pferdefuhrwerk. *Impressionsbruch des li. äußeren Schienbeinknorrens mit abgespaltenem seitlichen Rand (Gr. III,2a).* Auswärts 7 Wochen Oberschenkelgipsverband. 19. 8. 57 (a): Starke Schmerzen, ausgeprägte Valgusfehlstellung und Schwellung des li. Knie, Oberschenkelatrophie li.; beide Kniegelenke bandfest, li. 155/70°, re. 180/55°. Ablehnung der vorgeschlagenen Kniegelenkarthrodese. Keine Nachuntersuchung. Unfallrente (versicherter Arbeitsunfall): 14 Monate 40%, 16 Monate 30%, Dauerrente 20%

19. 8. 57

großflächigem Imprimat und Abspaltung eines schmalen seitlichen Randes osteomierten wir ein Jahr nach dem Unfall den äußeren Schienbeinknorren, glichen die Valgusfehlstellung durch Hebung der Gelenkfläche des äußeren Schienbeinknorrens aus und unterfütterten ihn mit einem Knochenspan.

Eine *Arthrodese* wurde bei einem veralteten Impressionsbruch nur zweimal durchgeführt. Da selbst in einem Fall mit einer so schweren Valgusfehlstellung und Arthrose, wie ihn die Abb. 43 zeigt, der Verletzte wegen einer noch hinlänglichen Funktion die vorgeschlagene Kniegelenkversteifung ablehnte, soll man bei veralteten mit Fehlstellung verheilten Impressionsbrüchen mit der *Anzeigestellung* zur Arthrodese sehr *zurückhaltend* sein.

Behandlung der bi- und infrakondylären Schienbeinkopfbrüche (Gruppe IV)

Von den 110 oft sehr schweren bi- und infrakondylären Schienbeinkopfbrüchen wurden 93 (84,5%) *konservativ* behandelt. Nur bei 8 (7,3%) Verletzten wurde der Bruch *offen* eingerichtet, bei weiteren 9 (8,2%) führten wir einen *percutanen* Eingriff durch (Einrichtung mit Steinmann-Nägeln oder gedeckte Bohrdrahtosteosynthese).

Offene Einrichtung. Bei den 8 offen eingerichteten Brüchen handelte es sich um einen bikondylären *Depressions-Beugungs*bruch (Abb. 44), 5 bikondyläre Brüche mit *Imprimat und Randabspaltung am Außenknorren* (Abb. 54) und 2 *bi- bzw. infrakondyläre Überstreckungs*brüche mit zusätzlicher Verletzung der A. poplitea.

Jeder der offen eingerichteten Brüche wurde nach der Reposition mit einer *Osteosynthese* versorgt, und zwar gelangten sechsmal *Schrauben* (Abb. 44 und 54) und je einmal gekreuzte *Bohrdrähte* und eine *Drahtnaht* zur Anwendung. Gehobene Imprimate wurden mit Spänen *unterfüttert* (Abb. 54). In letzter Zeit haben wir auch bikondyläre Brüche mit besonders großflächigem und tiefem Imprimat und Abspaltung eines schmalen Randes am Außenknorren nach der von JONASCH angegebenen „halboffenen" Methode (s. S. 76) behandelt.

Bei zwei blutig eingerichteten Brüchen war der äußere Meniscus so stark zerstört, daß er *entfernt* werden mußte (Abb. 44).

Konservative Einrichtung. 50 (45,5%) besonders schwere bikondyläre Brüche wurden im großen *Schraubenzugapparat* in der von BÖHLER angegebenen Weise eingerichtet. Dies waren

10 bikondyläre *Depressions-Beugungs*brüche (Abb. 17 und 18),

12 bikondyläre *Depressions-Überstreckungs*brüche (Abb. 22),

14 bikondyläre Brüche mit *Imprimat und Abspaltung eines seitlichen Randes vom Außenknorren* (Abb. 23, 24, und 47),

6 bikondyläre Brüche mit *Spaltbruch und Imprimat am Außenknorren* und

8 *infrakondyläre* Brüche (Abb. 27 und 28). Bei einem Teil der im Schraubenzug eingerichteten Brüche verwendeten wir zur Hebung eines Imprimats percutan eingeführte Steinmann-Nägel und zum Zusammenpressen des Schienbeinkopfes die Fersenbeinzwinge.

Bei *Brüchen, die in Beugestellung des Kniegelenks entstehen und mit einer hinteren Abscherung beider* (Depressions-Beugungsbruch, Gr. IV,1;

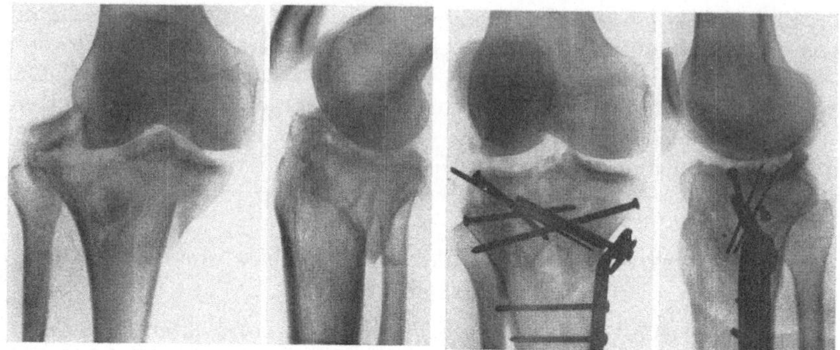

a 22. 4. 51   b 22. 4. 51

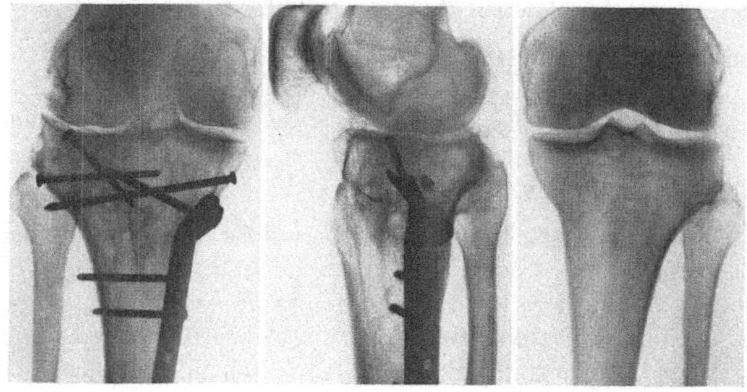

c 14. 9. 64   d 14. 9. 64

Abb. 44. 49j. Landarbeiter. Am 22.4.51 Sturz aus 2 m Höhe. *Bikondylärer Depressions-Beugungsbruch des re. Schienbeinkopfes (Gr. IV,1)*, (a). Operative Einrichtung, Entfernung des zerstörten äußeren Meniscus, Osteosynthese mit mehreren Schrauben, gekreuzten Bohrdrähten und Lasche (b), Oberschenkel-Spaltgipsverband mit gleichzeitigem Fersenbeinnagel-Dauerzug mit 5 kg für 5 Wochen. Nach Entfernung der Bohrdrähte Beckenbeingipsverband für 4 Wochen. Gesamtbehandlungszeit 162 Tage, davon 90 stationär. Endbefund: Knie re. 165/75°, li. 180/60°. Nach 13 Jahren (c und d): Arbeitet in der Landwirtschaft. Mittlere Beschwerden, mäßig hinkend. Beide Kniegelenke bandfest, re. 165/75°, li. 180/60°.; re. (c) Arthrose 4. Grades, li. (d) keine Arthrose. Unfallrente (versicherter landwirtschaftlicher Arbeitsunfall): 6 Monate 40%, 12 Monate 30%, Dauerrente 30%

Abb. 17, 18, 19 und 45) *oder nur des inneren Schienbeinknorrens* mit gleichzeitigem Imprimat am Außenknorren (Gr. IV,3; bikondylärer Impressionsbruch aus der Beugestellung, Abb. 23, 24 und 47) einhergehen, wird das Bein mit in *Streckstellung* befindlichem Kniegelenk im Schraubenzugapparat unter Längszug gesetzt. Der Antekurvation zwischen Schienbeinkopfgelenkfläche und Schienbeinschaft wirkt man dadurch entgegen, daß man das Bein nur durch eine Aufhängung im distalen Unterschenkelbereich unterstützt.

Bei einem Teil dieser Fälle kann man damit wie bei dem in Abbildung 17 dargestellten Knochenbruch ein *ideales* Einrichtungsergebnis erzielen. Die Einrichtung gelingt aber nicht immer so vollständig, weil der am Bein ausgeübte Längszug am abgescherten Bruchstück nicht voll zur Wirkung kommt oder eine Kippung desselben im Sinne der Rekurvation bewirkt. Wenn das der Fall ist, kommt es bei der Abscherung eines ganzen Schienbeinknorrens nach hinten zu einer *Stufenbildung an der Vorderkante* des Schienbeinkopfes (Abb. 19). Eine solche Stufe ist so

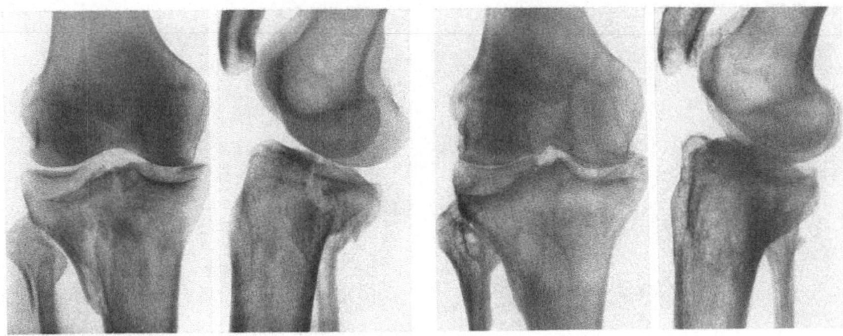

a 14. 6. 51   b 14. 9. 64

Abb. 45. 54j. Monteur. Am 14. 6. 51 Sturz aus 2 m Höhe. *Bikondylärer Depressions-Beugungsbruch des re. Schienbeinkopfes (Gr. IV,1)* mit Bruch des Wadenbeinköpfchens (a). Einrichtung im Schraubenzugapparat, Oberschenkel-Spaltgipsverband für 5 Wochen, danach Oberschenkel-Gehgipsverband für 7 Wochen. Gesamtbehandlungszeit 144 Tage, davon 51 stationär. Endbefund: Knie re. 180/135°, li. 180/55°. Nach 13 Jahren (b): Berufswechsel wegen Unfallfolgen. Mittlere Beschwerden, mäßig hinkend. Beide Kniegelenke bandfest, re. 175/80°, li. 180/50°. Unfallrente (versicherter Arbeitsunfall): 12 Monate 40%, Dauerrente 30%

lange *belanglos*, als durch die alleinige oder relativ stärkere Kippung eines Schienbeinknorrens im Sinne der Rekurvation nicht zugleich ein Varus oder Valgus erzeugt wird. Ist dagegen nur die hintere Hälfte der Schienbeinknorren abgeschert, entstehen, wenn sich die Kippung und die Depression der abgescherten Teile nicht beseitigen läßt, vor allem im seitlichen Röntgenbild erkennbare *Stufen inmitten der tragenden Gelenkflächenteile*. Diese Stufen führen zu besonders schweren *Arthrosen* (Abb. 45, 48 und 49).

Die bei gestrecktem oder überstrecktem Kniegelenk entstehenden und mit Rekurvation beider Schienbeinknorren einhergehenden bikondylären Depressions-Überstreckungsbrüche (Gr. IV,2; Abb. 22), *infrakondylären Überstreckungs-Biegungsbrüche* (Gr. IV,4; Abb. 28) und *bikondylären Brüche mit Imprimat am Außenknorren und Depression des inneren Schienbeinknorrens nach vorn* (Gr. IV,3; bikondyläre Impressionsbrüche aus der Streckstellung) richtet man durch *Beugung* über eine in die Kniekehle eingelegte feste Rolle ein. Im Schraubenzugapparat wird das verletzte

Bein unter Senkung des Fußzuges mit einer Aufhängung oberhalb der Kniekehle unterstützt. Wenn die Röntgenaufnahmen zeigen, daß die *Rekurvation beseitigt* ist und sich das Kniegelenk in einer *Stellung von 140°* befindet, wird in dieser Stellung ein Gipsverband angelegt. In Einzelfällen wurde das Kniegelenk auch *bis 90° gebeugt.*

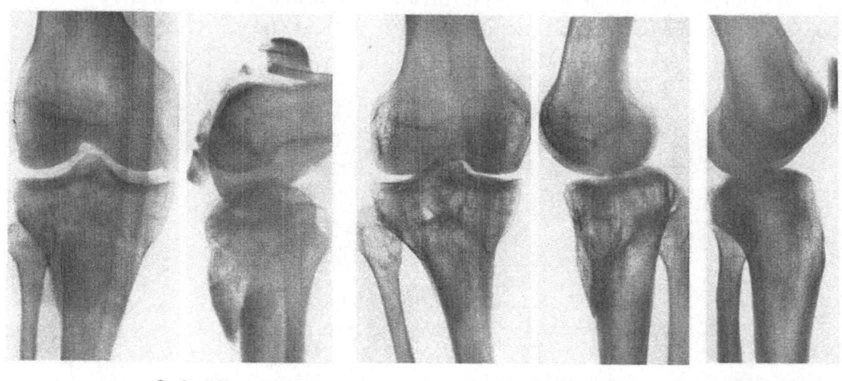

Abb. 46. 30j. Dachdeckergehilfe. Am 8. 8. 56 Motorradsturz. *Offener bikondylärer Depressions-Überstreckungsbruch des re. Schienbeinkopfes (Gr. IV,2)* mit Kniescheibenbruch re. (a). Wundversorgung, Entfernung der Kniescheibe, manuelle Einrichtung, gespaltener Beckenbeingipsverband mit gleichzeitigem Fersenbein-nagel-Dauerzug mit 8 kg für 5 Wochen, danach Oberschenkel-Gehgipsverband für 9 Wochen. Gesamtbehandlungszeit 276 Tage, davon 42 stationär. Endbefund: Knie re. 170/55°, li. 180/50°. Nach 8 Jahren (b): Arbeitet als Dachdeckergehilfe. Leichte Beschwerden, leicht hinkend. Beide Kniegelenke bandfest, re. 190/55°, li. 180/55°. Varus von 10°, Rekurvation von 25° (b und c). Trotzdem nur geringfügige Überstreckbarkeit, keine meßbare Beugehemmung. Unfallrente (versicherter Arbeitsunfall): 15 Monate 30%, Dauerrente 20%

Da die Rekurvation meist durch Stauchung der vorderen Schienbeinknorrenteile entstanden ist, sintern auch primär gut aufgerichtete Depressions-Überstreckungsbrüche während der Knochenbruchheilung wieder zusammen, so daß ein großer Teil bei Behandlungsende wieder eine Rekurvation aufweist (Abb. 21 und 46). Ist die Rekurvation des Innenknorrens relativ stärker, entsteht ein Varus (Abb. 46), überwiegt die des Außenknorrens, kommt es zu einem Valgus (Abb. 21).

Zum Unterschied von den bikondylären Depressions-Beugungs- und Depressions-Überstreckungsbrüchen bereitet bei der Behandlung der *bikondylären Brüche mit Imprimat am Außenknorren* (Gr. IV,3; Abb. 23, 24, 26 und 47) die *Impression* der Gelenkfläche und die *Verbreiterung* des Schienbeinkopfes die meisten Schwierigkeiten. Trotz mehrfacher Einrichtung trat bei einem Teil der Verletzten immer wieder eine *Verbreiterung* auf. Die nicht hinreichend beseitigte Verbreiterung mit fortbestehender *Impression* ist bei konservativ behandelten Brüchen dieser Art die Hauptursache einer *Achsenknickung* im Sinne des Valgus bei

Behandlungsende. Bei Verletzten, deren Schienbeinkopf genügend zusammengepreßt wurde, konnte ein Valgus immer vermieden werden (Abb. 23, 24 und 47). Man darf aber bei der Anlegung des Gipsverbandes besonders bei bikondylären Brüchen nicht den *physiologischen Knievalgus* außer acht lassen. Varusfehlstellungen, wie sie die Abbildung 18 zeigt, sind Folge einer Überkorrektur und hätten sich leicht vermeiden lassen.

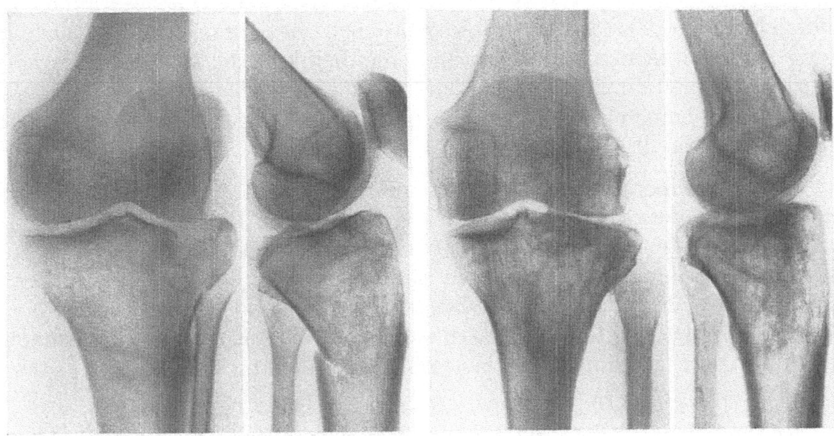

a 24. 8. 55   b 30. 7. 64

Abb. 47. 70j. Rentner. Am 24. 8. 55 vom Auto niedergestoßen. *Bikondylärer Bruch des li. Schienbeinkopfes mit Impression und Abspaltung eines schmalen seitlichen Randes am Außenknorren (Gr. IV,3)*, (a). Einrichtung im Schraubenzugapparat durch Überstreckung und manuelle Kompression, Oberschenkel-Spaltgipsverband mit gleichzeitigem Fersenbeinnagel-Dauerzug mit 5 kg für 5 Wochen, nochmalige Korrektur im Schraubenzugapparat, danach Oberschenkel-Gehgipsverband für 7 Wochen. Gesamtbehandlungszeit 150 Tage, davon 33 stationär. Endbefund: Knie li. 165/55°, re. 180/45°. Nach 9 Jahren (b): Keine Beschwerden, Gang normal. Beide Kniegelenke bandfest, li. 180/65°, re. 180/45°

Während 50 der bi- und infrakondylären Schienbeinkopfbrüche zur Einrichtung die soeben geschilderten *besonderen* operativen und konservativen Maßnahmen erforderten, gelang bei 60 (54,5%) Verletzten die Einrichtung mit *einfachen manuellen Mitteln*, wie Beugung, Überstreckung, O- oder X-Vermehrung des Kniegelenks und seitlicher Kompression des Schienbeinkopfes.

Osteosynthese. Zur inneren Fixation wurden außer den schon bei den operativ eingerichteten Brüchen erwähnten Osteosynthesen 9 Verletzte mit *percutan* eingeführten gekreuzten *Bohrdrähten* versorgt (3 Depressions-Beugungsbrüche, Abbildungen 18 und 19; 2 Depressions-Überstreckungsbrüche; 3 bikondyläre Brüche mit Imprimat am Außenknorren und ein infrakondylärer Bruch).

Bei den bikondylären *Depressions-Beugungs-* und *Depressions-Über-streckungs*brüchen verfolgte die percutane Bohrdraht-Osteosynthese im

6*

allgemeinen den Zweck, eine *sekundäre Verbreiterung* des Schienbeinkopfes zu verhindern. Dazu ist es bei mit Bohrdrähten versorgten Brüchen auch nie gekommen. Allerdings trat bei einer noch größeren Anzahl solcher Fälle ohne Bohrdraht-Osteosynthese ebenfalls keine sekundäre Verbreiterung auf (Abb. 20, 21, 22 und 46), so daß unter dieser Indikation die Verwendung von gekreuzten Bohrdrähten bei bikondylären Depressionsbrüchen *nicht notwendig* ist.

Dagegen hat sich die percutane Bohrdraht-Osteosynthese auch bei bikondylären *Depressions-Beugungs*brüchen bewährt, wenn es darum ging, die nach hinten abgescherten Schienbeinknorren nach der Einrichtung gegen neuerliche *Kippung* und *Verschiebung nach hinten und fußwärts* am stehengebliebenen vorderen Schienbeinkopfteil zu fixieren (Abbildung 18 und 19).

Bei den bikondylären Brüchen mit *Imprimat und Randabspaltung am Außenknorren* konnte auch die Versorgung des Bruches mit gekreuzten Bohrdrähten das erneute Auftreten einer Verbreiterung oft nicht verhindern. Wenn man bei einem Bruch dieser Art eine Osteosynthese durchführt, sollte man einen *Doppelgewindebolzen* oder eine *Schraube mit Gegenmutter* verwenden. Sie lassen sich ebenfalls durch kleine Incisionen einführen und gewährleisten bei richtiger Anlegung eine stabile Osteosynthese.

Ruhigstellung. *Alle,* sowohl die wenigen operierten als auch die konservativ behandelten bi- und infrakondylären Schienbeinkopfbrüche *wurden bis zur knöchernen Heilung ruhiggestellt.* Von den insgesamt 110 Verletzten erhielten 45 (40,8%) *sofort* nach der Einrichtung einen *Oberschenkelgipsverband,* 2 (1,8%) lediglich eine *Extension,* 22 (20,0%) eine *Fersenbeinnagelextension mit anschließendem Oberschenkel-Gehgipsverband,* 32 (29,1%) anfänglich einen *Oberschenkel-Spaltgipsverband mit gleichzeitigem Zug am Fersenbeinnagel* und 6 (5,5%) einen *Beckenbeingipsverband.*

Die Ruhigstellung im *Oberschenkel-Spaltgipsverband mit gleichzeitiger Extension am Fersenbeinnagel* hat sich bei den schweren, im Schraubenzugapparat eingerichteten Brüchen besonders bewährt (Abb. 17, 18, 22, 23, 24, 27 und 28). Die Dauer der Extensionsbehandlung betrug in der Regel 3 bis 6 Wochen, als Extensionsgewicht wurden ohne Gipsverband 2 bis 3 kg, mit Gipsverband 3 bis 6 kg verwendet.

Die *Gesamtfixationszeit* belief sich durchschnittlich auf 10,4 Wochen, die *Belastung* des verletzten Kniegelenks im Gipsverband wurde im Durchschnitt am 35. Tag erlaubt.

Behandlung der nicht mehr frischen oder schon veralteten bi- und infrakondylären Schienbeinkopfbrüche

34 Verletzte kamen mit einem auswärts behandelten *nicht mehr frischen* oder schon *veralteten* bi- oder infrakondylären Schienbeinkopfbruch (Abb. 25, 26, 48, 49 und 53). Die Tatsache, daß 63% von ihnen eine

Achsenknickung im Kniegelenk von 5° und mehr hatten, läßt erkennen, daß es sich um eine Anhäufung schwerer und oft nicht gut eingerichteter Brüche handelte.

Bei einem Teil der *nicht mehr frischen* Fälle konnten wir das Einrichtungsergebnis bis zum Behandlungsende durch *konservative* Maßnahmen verbessern. Eine stellungskorrigierende, gelenkerhaltende Operation haben wir niemals durchgeführt.

Bei 3 Verletzten mit einem *veralteten* Bruch und einer schweren schmerzhaften Arthrose sowie starker Einschränkung der Kniegelenkbeweglichkeit wurde das verletzte Kniegelenk operativ *versteift* (Abb. 48).

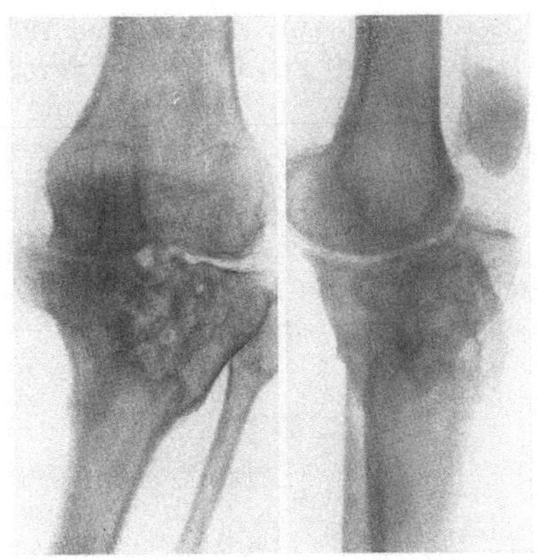

Abb. 48. 46j. Landwirtin. Am 3.8.53 Sturz vom Heuwagen. *Bikondylärer Depressions-Beugungsbruch des li. Schienbeinkopfes (Gr. IV,1).* Auswärts Oberschenkelgipsverband für 8 Wochen. Am 11.11.57: Wegen schmerzhafter Strecksteife bei Varusfehlstellung Kniegelenkarthrodese. Nach 11 Jahren: leichte Beschwerden, stark hinkend, Verkürzung li. 3 cm, Kniegelenkarthrodese in guter Stellung

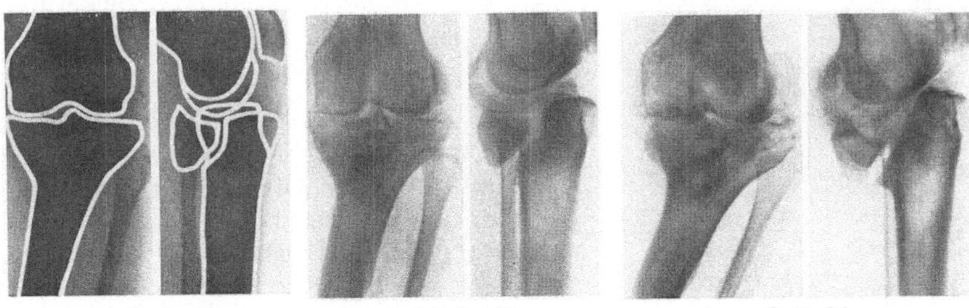

Abb. 49. 45j. Köchin. Am 9. 10. 51 Fahrradsturz. *Bikondylärer Depressions-Beugungsbruch des li. Schienbeinkopfes (Gr. IV,1).* Auswärts Oberschenkelgipsverband, danach Kniehülsenapparat (a). Am 30. 8. 57 (b): Schienbeinkopf-Pseudoarthrose, starke Beschwerden, bandfest, li. 170/80°, re. 180/60°. Versteifung wegen Beinthrombose nicht möglich. Nach 13 Jahren (c): Keine berufliche Tätigkeit. Starke Schmerzen, stark hinkend. Verkürzung li. 3 cm, starke Deformierung. Unstabilität bei O- und X-Vermehrung. Bds. Krampfadern mit Schwellung. Knie li. 170/90°, re. 180/60°. Röntgenologisch: *Schienbeinkopf-Pseudoarthrose.* Unfallrente (versicherter Arbeitsunfall): 6 Monate 100%, 12 Monate 60%, Dauerrente 50%

Im Falle des in Abbildung 49 dargestellten, veralteten Depressions-Beugungsbruches konnte wegen einer mehrfach rezidivierenden Beinthrombose keine Arthrodese durchgeführt werden. Es kam im Laufe der Zeit zur Ausbildung einer der sehr seltenen *Schienbeinkopf-Pseudarthrosen.*

Nachuntersuchung

Vorbemerkung zu den Nachuntersuchungsergebnissen

Von insgesamt 486 Verletzten mit einem frischen, nicht frischen oder schon veralteten Schienbeinkopfbruch, die in den 10 Jahren von 1950 bis 1959 im Unfallkrankenhaus Wien XX behandelt, nachbehandelt oder beraten wurden, konnten 1964 *283 (58,2 %) nachuntersucht* werden. Davon hatten 204 einen der primär im Unfallkrankenhaus behandelten *frischen* Brüche, die somit zu 54% durch die Nachuntersuchung erfaßt wurden. Von den 108 Verletzten mit einem *auswärts* behandelten Bruch erschienen 79 (73,1%) zur Nachuntersuchung.

Das *Durchschnittsalter* der primär im Unfallkrankenhaus Behandelten betrug zum Zeitpunkt der Nachuntersuchung 55,4 Jahre, seit dem Unfall waren durchschnittlich *8,8 Jahre*, mindestens aber *4 volle Jahre* verstrichen.

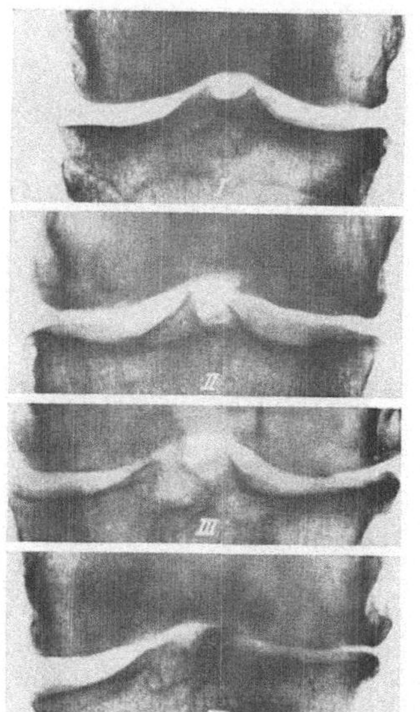

Abb. 50. Klassifizierung der Arthrosen nach JONASCH. (Abbildung aus den Verhandlungen der Deutschen Orthopädischen Gesellschaft, 46. Kongreß, Tübingen 9.—12. September 1958. Stuttgart: F. Enke)

Die von den Nachuntersuchten geklagten *subjektiven Beschwerden* wurden nach folgendem Schema eingestuft:

Leichte Beschwerden: Wetterfühligkeit, gelegentlich leichter Spontanschmerz, Schmerzen nach besonderer Belastung des Kniegelenks (Wandern, Sport), leichte Schwellneigung.

Mittlere Beschwerden: Häufiger mäßiger Spontanschmerz, Schmerzen beim Stiegensteigen (vor allem beim Abwärtsgehen), Schmerzen bei extremer Beugestellung oder Überstreckung des Kniegelenks, Gefühl der Kraftlosigkeit und Unsicherheit im Kniegelenk, stärkere Schwellneigung.

Starke Beschwerden: Sehr häufiger starker Spontanschmerz, Dauer- und Ruheschmerz (nachts beim Liegen), Schmerzen beim normalen Gehen, starke Beschwerden beim Steigen, Schmerzen beim Sitzen mit gebeugtem Knie oder Unfähigkeit, dies zu tun, ständige Benutzung von Stöcken, Benutzung von orthopädischen Gehbehelfen.

Die im *Röntgenbild* sichtbaren *arthrotischen* Veränderungen wurden entsprechend der von JONASCH angegebenen Klassifizierung bewertet (Abb. 50):

Arthrosen 1. Grades: Entrundung der Gelenkränder mit beginnender Ausziehung.

Arthrose 2. Grades: Randwulstbildung bis zu einem Breitendurchmesser von höchstens 5 mm.

Arthrose 3. Grades: Randwulstbildung über 5 mm.

Arthrose 4. Grades: Verschmälerung des Gelenkspaltes bei Randwulstbildungen aller Art.

Diese Klassifizierung stützt sich allein auf die röntgenologischen Veränderungen und läßt die subjektiven Beschwerden vollkommen unberücksichtigt.

Auswirkungen auf das Berufsleben und die sportliche Betätigung der Verletzten

Auf Grund der Angaben der Nachuntersuchten und der Aufzeichnungen über die Dauer der Arbeitsunfähigkeit können wir für 217 von 378 frischen Schienbeinkopfbrüchen eine Aussage über die Auswirkung der Verletzung auf das Berufsleben machen.

Berufsaufgabe oder -wechsel. 31 von ihnen haben vor dem Unfall *keinen* Beruf ausgeübt. Von den restlichen 186 Verletzten haben 122 (66%) ihren Beruf *beibehalten* (49 Berufe mit *schwerer* Arbeit, 73 Berufe mit *leichter* Arbeit). 21 (11%) Verletzte haben den Beruf aus einem Grund, der *nicht im Zusammenhang mit den Unfallfolgen* stand, gewechselt, aufgegeben oder haben das Rentenalter erreicht, 27 (14%) mußten ihren Beruf *wegen Unfallfolgen wechseln* oder *aufgeben*, 16 (9%) erhielten *vorzeitig die Altersrente.* Von den Verletzten, die zum Zeitpunkt des Unfalls 50 Jahre oder älter waren und beruflich gearbeitet hatten, wurden somit nach Abschluß der Behandlung 29,1% *vorzeitig* pensioniert. Das Durchschnittsalter dieser Verunfallten betrug sowohl bei den Frauen als auch bei den Männern am Unfalltag 57,7 Jahre.

Der Anteil derer, die nach dem Unfall weiter im ursprünglichen Beruf gearbeitet haben, ist bei den einzelnen *Bruchformen* verschieden groß. Er beträgt bei den Brüchen ohne Verschiebung 72%, bei den monokondylären Impressionsbrüchen mit intaktem Rand 78%, bei den monokondylären Impressionsbrüchen mit abgespaltenem Rand oder Spaltbrüchen mit Imprimat 68%, bei den monokondylären Depressionsbrüchen 65% und bei den bi- und infrakondylären Brüchen 55%.

Wiederaufnahme der Berufsarbeit. Aus Tabelle 11 ist der *Zeitpunkt der Arbeitsaufnahme* von 144 Verletzten ersichtlich, von denen wir wissen, daß sie nach dem Unfall wieder gearbeitet haben. Es besteht diesbezüglich ein Unterschied zwischen den *nichtversicherten* Unfällen einerseits und den *versicherten* Arbeitsunfällen andererseits sowie zwischen den *Bruchformen* untereinander.

Tabelle 11. *Wiederaufnahme der Berufsarbeit*

	Arbeitsaufnahme in der			
	1.—16. Woche	17.—26. Woche	27.—52. Woche	später
Alle Schienbeinkopfbrüche	69 (48%)	45 (31%)	26 (18%)	4 (3%)
Nichtversicherte Unfälle	39 (59%)	18 (27%)	9 (14%)	
Versicherte Arbeitsunfälle	30 (38%)	27 (35%)	17 (22%)	4 (5%)
Brüche ohne Verschiebung (Gr. I)	21 (75%)	5 (18%)	2 (7%)	
Monokondyläre Depressionsbrüche (Gr. II)	10 (56%)	5 (28%)	2 (11%)	1 (5%)
Impressionsbrüche mit intaktem Rand (Gr. III,1)	19 (73%)	7 (27%)		
Impressionsbrüche mit abgespaltenem Rand und Spaltbrüche mit Imprimat (Gr. III,2 und III,3)	9 (32%)	10 (36%)	8 (28%)	1 (4%)
Bi- und infrakondyläre Brüche (Gr. IV)	10 (23%)	18 (41%)	14 (32%)	2 (4%)

Sportausübung. Von 36 Verletzten ist bekannt, daß sie vor dem Unfall Sport betrieben haben. Von ihnen haben 17 (47%) die sportliche Betätigung wegen *Unfallfolgen* eingestellt, 4 (11%) *altershalber* und 15 (42%) betreiben Sport *wie vor* dem Unfall.

Berentung der arbeitsunfallversicherten Verletzten

Von den 378 Verletzten mit einem frischen Schienbeinkopfbruch zogen sich 181 (47,8%) den Bruch bei einem *nicht versicherten* Unfall zu. Bei 21 (5,6%) handelte es sich um Arbeitsunfälle *Bundes- oder Gemeindebediensteter*. 151 (40%) waren bei der Allgemeinen Unfallversicherungsanstalt und 25 (6,6%) bei der Land- und Forstwirtschaftlichen Sozialversicherungsanstalt *versicherte* Arbeitsunfälle.

Durchschnittlich bezogen 80% der versicherten Verletzten eine *zeitweilige* Rente, allerdings wurde bei einem Drittel der Rentner die zeitweilige Rente auch wegen einer Nebenverletzung gewährt.

Etwa die Hälfte der versicherten Verunfallten erhält eine *Dauerrente*, bei zwei Fünfteln davon wird die Erwerbsminderung ebenfalls durch eine Nebenverletzung verursacht. Die durchschnittliche Erwerbsminderung beträgt bei den Rentnern, die nur einen Schienbeinkopfbruch hatten, 26,2%, bei zusätzlicher Nebenverletzung 34%. Die Tabellen lassen weiter erkennen, daß der Anteil der Rentner wie auch die Höhe der durchschnittlichen Erwerbsminderung bei den einzelnen Bruchformen unterschiedlich hoch sind. Am häufigsten und am größten ist die Ein-

Tabelle 12. *Dauerrenten*

	Fälle ohne Rente	Fälle mit Rente wegen Schienbeinkopfbruches	Fälle mit Rente wegen Schienbeinkopfbruches und Nebenverletzung
Brüche ohne Verschiebung (Gr. I)	28 (82%)	2 (6%) durchschnittl. Erwerbsminderung 15%	4 (12%) durchschnittl. Erwerbsminderung 27,5%
Monokondyläre Depressionsbrüche (Gr. II)	11 (52%)	5 (24%) durchschnittl. Erwerbsminderung 19%	5 (24%) durchschnittl. Erwerbsminderung 36%
Monokondyläre Impressionsbrüche mit intaktem Rand (Gr. III,1)	20 (65%)	11 (35%) durchschnittl. Erwerbsminderung 20%	
Monokondyläre Impressionsbrüche mit abgespaltenem Rand und Spaltbrüche mit Imprimat (Gr. III,2 u. 3)	15 (54%)	7 (25%) durchschnittl. Erwerbsminderung 24,2%	6 (21%) durchschnittl. Erwerbsminderung 28,3%
Bi- und infrakondyläre Brüche (Gr. IV)	20 (32%)	26 (42%) durchschnittl. Erwerbsminderung 31,6%	16 (26%) durchschnittl. Erwerbsminderung 43,4%
Alle versicherten Arbeitsunfälle	94 (54%)	51 (29%) durchschnittl. Erwerbsminderung 26,2%	31 (17%) durchschnittl. Erwerbsminderung 34%

schränkung der Erwerbsfähigkeit nach bi- und infrakondylären Schienbeinkopfbrüchen.

Mit 29% ist der Prozentsatz derer, die *allein wegen der Folgen eines Schienbeinkopfbruches* eine Dauerrente erhielten, sehr hoch. Auf Grund der Nachuntersuchung können wir über die Befunde von 37 (72,6%) dieser 51 Rentner berichten. Bei 5 von ihnen mußte wegen des Schienbeinkopfbruches das verletzte Bein im Oberschenkel amputiert werden, die bei den restlichen 32 erhobenen Befunde zeigt die Tabelle 13.

Einschließlich der 5 Verletzten, denen das betroffene Bein amputiert werden mußte, entsprach bei insgesamt 20 der 37 nachuntersuchten Rentner die Höhe der festgestellten Erwerbsminderung einer tatsächlich bestehenden *Bewegungseinschränkung oder schmerzhaften Arthrose* (Abb. 44, 45 und 54). Zweimal war eine Bewegungseinschränkung hauptsächlich durch ein *nicht* unfallbedingtes Leiden bedingt. 15 Verletzte hatten aber *keine* oder nur eine um höchstens 15° im Sinne der Beugung eingeschränkte Beweglichkeit, ihre Röntgenbilder zeigten *keine* oder nur eine Arthrose 1. Grades (Abb. 19 und 37).

Der hohe Prozentsatz von Dauerrentnern entspricht somit zumindest teilweise nicht den bei der Nachuntersuchung festgestellten funk-

Tabelle 13. *Nachuntersuchungsbefunde bei 32 Dauerrentnern*

	Anzahl der Fälle	
	Verletztes Knie	Nicht verletztes Knie
Beweglichkeit:		
Streckung frei	21 (65,7%)	
Unfallbedingte Streckhemmung	9 (28,1%)	
Nicht unfallbedingte Streckhemmung	2 (6,2%)	
Summe	32 (100,0%)	
Beugung frei	5 (15,6%)	
Beugehemmung bis 15°	12 (37,5%)	
Unfallbedingte Beugehemmung 16—40°	11 (34,5%)	
Unfallbedingte Beugehemmung über 40°	2 (6,2%)	
Nicht unfallbedingte Beugehemmung	2 (6,2%)	
Summe	32 (100,0%)	
Gelenkstabilität:		
Kniegelenk stabil	25 (78,1%)	
Kniegelenk leicht bis mäßig unstabil	7 (21,9%)	
Summe	32 (100,0%)	
Arthrosen:		
Keine Arthrose	3 (9,3%)	18 (56,3%)
Arthrose 1. Grades	11 (34,5%)	12 (37,5%)
Arthrose 2. Grades	12 (37,5%)	2 (6,2%)
Arthrose 3. oder 4. Grades	6 (18,7%)	
Summe	32 (100,0%)	32 (100,0%)
Beschwerden:		
Keine Beschwerden	2 (6,2%)	
Leichte Beschwerden	11 (34,5%)	
Mittlere Beschwerden	14 (43,7%)	
Starke Beschwerden	5 (15,6%)	
Summe	32 (100,0%)	

tionellen Ergebnisen und dürfte eher durch eine *Überbewertung* der seitens der Verletzten angegebenen Beschwerden bedingt sein. In diesem Zusammenhang ist es von Interesse, daß von den *Versicherten* bei der Nachuntersuchung 72,9% über Beschwerden klagten und 51% eine Gangstörung zeigten, von den Verletzten mit einem *nicht versicherten* Unfall aber nur 26,9 und 19,4%.

Nachuntersuchungsergebnisse von 204 Verletzten mit einem Schienbeinkopfbruch

Röntgenologisches Ergebnis. Die Tabelle 14 gibt eine Übersicht über die röntgenologischen Nachuntersuchungsergebnisse. Ein Vergleich der Tabelle 14 mit der Tabelle 9 zeigt, daß die röntgenologischen *Nachuntersuchungsbefunde* im wesentlichen denen bei *Behandlungsende* entsprachen.

Tabelle 14. *Röntgenologisches Ergebnis*

	Anzahl der Fälle
Verbreiterung des Schienbein-kopfes:	
Keine Verbreiterung	150 (73,5%)
Verbreiterung —$^1/_{10}$	32 (15,7%)
„ $^1/_{10}$—$^2/_{10}$	21 (10,3%)
„ über $^2/_{10}$	1 (0,5%)
Summe	204 (100,0%)
Stufe in der Gelenkfläche:	
Keine Stufe	87 (42,7%)
— 4 mm	68 (33,3%)
5— 9 mm	40 (19,6%)
10—20 mm	7 (3,4%)
über 20 mm	2 (1,0%)
Summe	204 (100,0%)
Achsenknickung:	
Keine Achsenknickung	137 (67,1%)
— 4°	41 (20,1%)
5— 9°	21 (10,3%)
10—20°	4 (2,0%)
über 20°	1 (0,5%)
Summe	204 (100,0%)
Richtung der Achsenknickung:	
Varus	4%
Valgus	21%
Antekurvation	2%
Rekurvation	11%

Häufigkeit von Arthrosen. Die Tabelle 15 zeigt die Häufigkeit und den Schweregrad der Arthrosen des *verletzten Kniegelenks* zum Zeitpunkt des *Unfalls* und bei der *Nachuntersuchung* sowie zum Vergleich die Befunde am *nicht verletzten Knie* ebenfalls bei der *Nachuntersuchung*.

Tabelle 15. *Häufigkeit von Arthrosen*

	Verletztes Knie bei Behandlungsbeginn	Verletztes Knie bei der Nachuntersuchung	Nicht verletztes Knie bei der Nachuntersuchung
Keine Arthrose	168 (82,3)%	66 (32,3%)	149 (73,0%)
Arthrose 1. Grades	29 (14,2%)	72 (35,3%)	39 (19,1%)
„ 2. „	5 (2,5%)	44 (21,6%)	10 (4,9%)
„ 3. „	2 (1,0%)	13 (6,4%)	4 (2,0%)
„ 4. „		9 (4,4%)	2 (1,0%)
Summe	204 (100,0%)	204 (100,0%)	204 (100,0%)

Arthrosen und Einrichtungsergebnis. Die Häufigkeit und der Grad der nach Schienbeinkopfbrüchen auftretenden Arthrosen werden von verschiedenen Faktoren bestimmt. Der Einfluß des Einrichtungsergebnisses ist daran zu erkennen, daß bei den Verletzten, bei denen die Nachuntersuchung eine *Achsenknickung* im Kniegelenk oder *Stufen* bzw. eine *Impression* in der Schienbeinkopf-Gelenkfläche ergab, der Prozentsatz der höhergradigen Arthrosen größer war.

Nachuntersuchte *mit* einer *Achsenknickung* im Kniegelenk hatten in 47,6% eine Arthrose 2. oder höheren Grades, solche *ohne Achsenknickung* dagegen lediglich in 26,9%. Handelte es sich bei der Achsenknickung um eine *Rekurvation*, betrug der diesbezügliche Prozentsatz aber nur 14,2%. Bei den Verletzten, bei denen die Nachuntersuchung eine *Stufe* oder eine *Impression* in der Schienbeinkopf-Gelenkfläche zeigte, fand sich bei 40% eine stärkere Arthrose, bei denen *ohne Stufe* oder *Impression* war das nur in 17,4% der Fall.

Arthrosen und Bruchform. Der Anteil der Nachuntersuchten mit einer Arthrose 2. oder höheren Grades ist bei den einzelnen Bruchformen *unterschiedlich* groß. Bei den Brüchen *ohne Verschiebung* und bei den ausschließlich *konservativ* behandelten *monokondylären Impressionsbrüchen mit intaktem Rand* ist er mit 16,3 und 22% am kleinsten, obwohl gerade die letzte Gruppe die meisten Fälle mit einer nicht behobenen Impression über 5 mm Tiefe aufweist.

Bei den *bikondylären Depressions-Überstreckungsbrüchen*, bei denen zu 54,6% eine Rekurvation über 5° besteht, beweist der geringe Prozentsatz von 18,2% mit einer schweren Arthrose wiederum, daß eine Rekurvation allein nicht sehr bedeutsam ist.

Nach *monokondylären Impressionsbrüchen mit abgespaltenem Rand oder Spaltbrüchen mit Imprimat* und *bikondylären Brüchen mit Imprimat am Außenknorren* waren Arthrosen 2. oder höheren Grades mit 50% am häufigsten. Verletzte mit Brüchen dieser Art weisen in einem besonders hohen Prozentsatz eine Achsenknickung im Kniegelenk und eine Impression in der Gelenkfläche zugleich auf.

Arthrose und Behandlung. Der Einfluß der Behandlungs*methode* auf die Häufigkeit und den Grad der Arthrose ist aus der Gegenüberstellung der Röntgenbefunde von *21 konservativ* und *17 operativ* behandelten Nachuntersuchten mit einem monokondylären Impressionsbruch mit abgespaltenem Rand bzw. Spaltbruch mit Imprimat (Tab. 28) zu erkennen. Die *schlechter eingerichteten, konservativ* behandelten Fälle weisen mit 47,6% immer noch weniger Arthrosen 2. oder höheren Grades auf als die *operierten* mit 52,9%. Auch bei den oft sehr *schweren,* fast immer *konservativ* behandelten bikondylären Brüchen mit Imprimat am Außenknorren ist der Prozentsatz an höhergradigen Arthrosen mit 62,5% nicht viel höher.

Die Tatsache, daß von 2 Gruppen mit dem *Schweregrad nach gleichwertigen Brüchen* der Anteil der Fälle mit einer höhergradigen Arthrose bei den besser eingerichteten, operierten Brüchen genauso hoch ist wie bei den schlechter eingerichteten, konservativ behandelten, beweist, daß es *falsch* wäre, den Prozentsatz der Arthrosen nach Schienbeinkopfbrüchen durch eine nur operativ mögliche, anatomisch genaue Einrichtung weiter senken zu wollen.

Eine operative Einrichtung ist deshalb nur dann indiziert, wenn es konservativ nicht gelingt, eine annähernd achsengerechte Stellung zu erzielen und das Unterlassen einer Operation eine stärkere Fehlstellung (Achsenknickung über 5 bis 7°) zur Folge haben würde. Nur dann ist man berechtigt, ein durch den Unfall schon geschädigtes Gelenk zusätzlich durch eine eingreifende Operation zu belasten.

Arthrosen und Funktion. Daß es berechtigt ist, die im Röntgenbild bei der Nachuntersuchung sichtbaren Arthrosezeichen zu einem der Kriterien für ein gutes Spätergebnis zu machen, zeigt die Tatsache, daß mit einer durch einen Schienbeinkopfbruch verursachten höhergradigen Arthrose zwar nicht immer, aber doch oft eine wesentliche Verschlechterung der Funktion parallel geht. *Je stärker die Arthrosen sind, desto häufiger sind auch die Beschwerden und die Einschränkung der Kniegelenkbeweglichkeit.*

Während von den Nachuntersuchten *ohne* Arthrose nur 9,1% über mittlere oder stärkere Beschwerden klagten, war das bei den Verletzten mit einer Arthrose *1. Grades* in 28,9% und bei denen mit einer Arthrose *2. oder höheren Grades* sogar bei 55,8% der Fall. Von den Fällen *ohne* Arthrose weisen 9,1% eine Streckhemmung und 19,7% eine Beugehemmung auf, von denen mit einer Arthrose *1. Grades* 7% eine Streckhemmung und 49,6% eine Beugehemmung und von denen mit einer Arthrose *2. oder höheren Grades* 21% eine Streckhemmung und 64,2% eine Beugehemmung.

Tabelle 16. *Beschwerden bei versicherten und nicht versicherten Verletzten*

	108 Verletzte mit einem nicht versicherten Unfall		96 Verletzte mit einem versicherten Arbeitsunfall	
Keine Beschwerden	79	(73,1%)	26	(27,1%)
Leichte Beschwerden	15	(13,9%)	24	(25,0%)
Mittlere Beschwerden	10	(9,3%)	38	(39,6%)
Starke Beschwerden	4	(3,7%)	8	(8,3%)

Beschwerden. Von 204 Nachuntersuchten hatten 105 (51,5%) *keine* Beschwerden, 39 (19,1%) klagten über *leichte*, 48 (23,5%) über *mittlere* und 12 (5,9%) über *starke*.

Bei 19 Verletzten, die mittlere oder starke Beschwerden hatten, bestand *vor dem Unfall* schon eine *Arthrose* geringeren Grades oder war in der Zeit zwischen Behandlungsende und Nachuntersuchung eine *gleichartige Arthrose* am nicht verletzten Kniegelenk aufgetreten bzw. lag zusätzlich eine *Nebenverletzung* vor, auf die mindestens ein Teil der bestehenden Beschwerden zurückzuführen war.

Eine Gegenüberstellung der von den Nachuntersuchten mit einem *versicherten Arbeitsunfall* und solchen mit einem *nicht versicherten Unfall* geklagten Beschwerden ergibt einen aufschlußreichen Unterschied hinsichtlich der Häufigkeit und der Schwere der angegebenen Beschwerden (Tab. 16).

Die Gesamtheit der 96 Nachuntersuchten mit einem versicherten Arbeitsunfall klagte fast ebenso häufig über Beschwerden, wie die 32 von ihnen, die tatsächlich eine Dauerrente wegen der Folgen des Schienbeinkopfbruches erhielten (Tab. 13).

Ebenso besteht zwischen den Verletzten mit verschiedenen *Bruchformen* ein Unterschied bezüglich der geklagten Beschwerden. Bei Brüchen ohne Verschiebung und monokondylären Impressionsbrüchen mit intaktem Rand klagten weniger als 20% der Nachuntersuchten über mittlere oder starke Beschwerden, bei den monokondylären Depressionsbrüchen waren es 25% und bei den monokondylären Impressionsbrüchen mit abgespaltenem Rand und Spaltbrüchen mit Imprimat 39,5%, und zwar hatten von den konservativ Behandelten dieser Gruppe 33,4% mittlere oder starke Beschwerden, von den Operierten dagegen 47,1%. Von den Verletzten mit einem bikondylären Bruch gaben die mit einem Imprimat am Außenknorren in 50% am häufigsten mittlere oder starke Beschwerden an.

Mitverletzungen mit Einfluß auf die Kniegelenkfunktion. Bei der Beurteilung der funktionellen Nachuntersuchungsergebnisse muß berücksichtigt werden, daß 52 der 204 Nachuntersuchten zusätzliche Verletzungen erlitten hatten: 4mal Oberschenkelschaftbruch der gleichen Seite (d. g. S.), 6mal Bruch im Bereich der Oberschenkelknorren d. g. S., 2mal knöcherner Abriß des inneren Knieseitenbandes vom inneren Oberschenkelknorren d. g. S., 2mal Riß des inneren Knieseitenbandes d. g. S., 3mal Kniescheibenbruch d. g. S., 19mal Bruch der Zwischenknorrenerhebung d. g. S. und 16mal Unterschenkel- oder Schienbeinschaftbruch d. g. S.

Beweglichkeit.

Tabelle 17. *Beweglichkeit*

Anzahl der Fälle			Anzahl der Fälle		
Streckung frei	178	(87,2%)	Beugung frei	113	(55,3%)
Streckhemmung —10°	21	(10,3%)	Beugehemmung — 30°	73	(35,8%)
„ 11—20°	3	(1,5%)	„ 31— 40°	5	(2,4%)
„ über 30°	1	(0,5%)	„ 41— 50°	4	(2,0%)
Überstreck-			„ 51— 60°	2	(1,0%)
barkeit von 10°	1	(0,5%)	„ 61— 70°	3	(1,5%)
			„ 71—100°	4	(2,0%)
Summe	204	(100,0%)			
			Summe	204	(100,0%)

Die Tabelle 18 läßt erkennen, daß die Bewegungsbefunde bei den einzelnen *Bruchformen* unterschiedlich sind. Das trifft vor allem für den Anteil derer zu, die das verletzte Kniegelenk *frei* beugen konnten. Der diesbezügliche Prozentsatz ist mit knapp 40% bei den monokondylären Impressionsbrüchen mit abgespaltenem Rand und Spaltbrüchen mit Imprimat sowie bei den bi- und infrakondylären Brüchen wesentlich kleiner als bei den anderen Bruchformen. Die *konservativ* behandelten Verletzten mit einem Impressionsbruch mit abgespaltenem Rand oder einem Spaltbruch mit Imprimat weisen mit 62% auch in dieser Beziehung ein wesentlich besseres Ergebnis auf als die *operierten* mit 11,8%.

Tabelle 18. *Beweglichkeit*

	Streckung frei	Streckhemmung bis 10°	Streckhemmung üb. 10°	Beugung frei	Beugung bis zum rechten Winkel möglich	Beugung bis zum rechten Winkel nicht möglich	Durchschnittliche Beugehemmung in °
Brüche ohne Verschiebung (Gr. I)	94,6%	5,4%	0%	73,0%	97,3%	2,7%	20°
Monokondyläre Depressionsbrüche (Gr. II)	96,5%	3,5%	0%	57,1%	89,2%	10,8%	23°
Monokondyläre Impressionsbrüche mit intakt. Rand (Gr. III,1)	87,8%	4,9%	7,3%	73,2%	97,6%	2,4%	17°
Monokondyläre Impressionsbrüche mit abgespaltenem Rand und Spaltbrüche mit Imprimat (Gr. III,2 u. 3)	86,8%	13,2%	0%	39,5%	89,5%	10,5%	27°
Bi- und infrakondyläre Brüche (Gr. IV)	77,6%	19,0%	3,4%	39,7%	93,1%	6,9%	22°
Alle nachuntersuchten Verletzten	87,2%	10,3%	2,5%	55,3%	93,5%	6,5%	22°
Konservativ eingerichtete Brüche der Gr. III,2 u. 3	85,7%	14,3%	0%	62,0%	90,4%	9,6%	33°
Operativ eingerichtete Brüche der Gr. III,2 u. 3	88,2%	11,8%	0%	11,8%	88,2%	11,8%	20°

Kniegelenkstabilität. 28 (13,7%) der 204 Verletzten hatten bei der Nachuntersuchung ein bei *X-Vermehrung* unstabiles Kniegelenk. Es handelte sich aber niemals um ein echtes Schlottergelenk, sondern immer nur um eine *leichte bis mäßige* Unstabilität. Auf der gehaltenen Röntgenaufnahme des verletzten Kniegelenks war der mediale Gelenkspalt durchschnittlich nur um 3 mm breiter als auf der der Vergleichsseite. Je länger die Verletzung zurücklag, desto seltener waren die Fälle mit einer Lockerung des Kniegelenks.

Unter den einzelnen *Bruchformen* ist der Prozentsatz der Verletzten mit einem unstabilen Gelenk unter den Impressionsbrüchen mit abgespaltenem Rand und den Spaltbrüchen mit Imprimat mit 31,6% größer als durchschnittlich, wobei die konservativ behandelten Fälle mit 42,8% häufiger eine Lockerung aufwiesen als die operierten mit 17,7%.

Eine Lockerung der *Kreuzbänder* ist nach einem Schienbeinkopfbruch sehr selten. Nur bei 9 (4,4%) Verletzten konnte bei der Nachuntersuchung ein „Schubladen-Phänomen" nachgewiesen werden.

Zeichen einer Meniscusverletzung. Weder bei einem der 204 primär im Unfallkrankenhaus Wien XX noch bei einem der 79 auswärts behandelten Fälle ergab die Nachuntersuchung sichere Zeichen einer Meniscusverletzung, insbesondere *keine Einklemmungserscheinungen.*

Obwohl wir von der operativen Einrichtung frischer Schienbeinkopfbrüche her wissen, daß etwa bei einem Viertel der Operierten ein Meniscus eingerissen und darüber hinaus bei einem großen Teil von ihnen ein nicht verletzter Meniscus an der Basis abgelöst ist, haben die Arthrotomien veralteter Schienbeinkopfbrüche gezeigt, daß der Meniscus in der Regel im Rahmen reparativer Vorgänge wieder *fest verwächst.* Deshalb sind bei einem veralteten Schienbeinkopfbruch ein abnorm beweglicher Meniscus oder Meniscusteil und somit auch Einklemmungssymptome kaum zu erwarten.

Eine andere Frage ist, inwieweit die Verwachsungen um den Meniscus die Kniegelenkbeweglichkeit beeinträchtigen und ob sie zu verstärkten Beschwerden und vermehrten Arthrosen führen. Ein Teil der Autoren vertritt diese Ansicht und begründet damit die Forderung, einen schweren Schienbeinkopfbruch prinzipiell blutig einzurichten, um einen losgelösten oder verletzten Meniscus *in jedem Fall* mit Sicherheit *entfernen* zu können.

BAHR, BÖHLER, BRADFORD, EHALT, ENDER, FAIRBANK, FRIES, HULTEN, JUNGHANNS, MATZEN, PALMER, SCHEIBE, SPRENGELL und SWETT weisen aber darauf hin, daß gerade bei einer zerstörten Gelenkfläche dem Meniscus beim Ausgleich von Stufen und Impressionen eine besondere Aufgabe zukommt. Nach BÖHLER darf bei der operativen Einrichtung eines Schienbeinkopfbruches ein Meniscus *nur dann entfernt* werden, wenn er so verletzt ist, daß nach der Entfernung der abgerissenen Teile keine zusammenhängende Meniscusbasis mehr übrigbleibt.

Unter den für diese Arbeit nachuntersuchten Verletzten ist nur einer, bei dem der äußere Meniscus entfernt wurde (Abb. 44). Das Nachuntersuchungs-Röntgenbild zeigt bei diesem schweren, mit einer Osteosynthese versorgten bikondylären Depressions-Beugungsbruch eine deutliche *Verschmälerung* des äußeren Gelenkspalts.

Peroneuslähmung. Von den Verletzten, die bei Beendigung der Behandlung noch eine Peroneuslähmung aufwiesen, kamen nur 2 zur Nachuntersuchung. In einem Falle hatte sich die Lähmung vollständig zurückgebildet (Abb. 5), beim zweiten Nachuntersuchten bestand sie unverändert.

Beinverkürzung. Bei 6 (2,9%) Verunfallten war das Bein nach einem bi- oder infrakondylären Schienbeinkopfbruch um weniger als 3 cm verkürzt.

Gangstörung. 70 (34,3%) Verletzte zeigten bei der Nachuntersuchung eine meist nur *leichte*, selten eine wirklich schwere Gangstörung. Die Tatsache, daß von den 96 *Versicherten* 49 (51%), bei 108 *Nichtversicherten* dagegen nur 21 (19,4%) eine Gangstörung aufwiesen, weist darauf hin, daß zumindest ein Teil dieser Gangstörungen als Beschwerdedemonstration gewertet werden muß.

Das wird dadurch erhärtet, daß von diesen insgesamt 70 Verletzten 53 (75,7%) ein hinsichtlich der *Streckung* und 20 (28,6%) ein bezüglich der *Beugung freies* Knie hatten, bei weiteren 23 (32,9%) betrug die *Beugehemmung höchstens 15°*. Nur 9 (12,9%) erreichten den rechten Winkel bei der Beugung nicht. Bei 9 (12,9%) lag *keine* Arthrose vor, 23 (32,9%) hatten eine Arthrose *1. Grades*, 22 (31,4%) eine Arthrose *2. Grades* und 16 (22,8%) eine Arthrose *3. oder 4. Grades*.

Atrophie. Bei 85 (41,7%) bestand eine Atrophie der Oberschenkelmuskulatur an der verletzten Seite.

Schwellungen des Unterschenkels hatten 24 (12%) der Nachuntersuchten.

Nachuntersuchungsergebnisse nach Schienbeinkopfbrüchen ohne Verschiebung sowie Randausrissen und Randabbrüchen (Gruppe I)
(Abb. 1, 3 und 4)

Von 69 Verletzten erschienen 37 (53,6%) zur Nachuntersuchung. Seit dem Unfall waren durchschnittlich 9,4 Jahre vergangen.

Röntgenologisches Ergebnis. Die Nachuntersuchung ergab nur bei 2 (5,4%) Fällen eine Stufe von 1 bis 4 mm Höhe in der Gelenkfläche. Bei einem (2,7%) Verletzten war es durch Zusammensintern einer Cyste des inneren Schienbeinknorrens zu einer Varusfehlstellung von 7° gekommen, 2 (5,4%) hatten eine Verbreiterung des Schienbeinkopfes unter einem Zehntel der Schienbeinkopfbreite.

Arthrosen. Die Tabelle 19 läßt die Häufigkeit einer Kniegelenkarthrose nach einem Bruch ohne Verschiebung oder einem Randausriß erkennen. Die Zahl in [ ] gibt an, wie viele Verletzte davon eine Mitverletzung mit Einfluß auf die Kniegelenkfunktion hatten.

Tabelle 19. *Häufigkeit von Arthrosen*

	Verletztes Knie bei Behandlungsbeginn		Verletztes Knie bei der Nachuntersuchung		Nicht verletztes Knie bei der Nachuntersuchung	
Keine Arthrose	32	(86,5%)	23	(62,1%)	31	(83,8%)
Arthrose 1. Grades	4	(10,8%)	8	(21,6%) [6]	3	(8,1%)
„ 2. „	1	(2,7%)	6	(16,3%) [4]	3	(8,1%)
Summe	37	(100,0%)	37	(100,0%)	37	(100,0%)

Beschwerden. 6 der 14 Verletzten mit einer Arthrose klagten über *mittlere* oder *starke* Beschwerden, es handelte sich ausschließlich um Fälle mit einer *Mitverletzung*.

Insgesamt waren von den 37 Nachuntersuchten 25 (67,5%) *beschwerdefrei*, 5 (13,5%) klagten über *leichte*, 6 (16,2%) über *mittlere* und 1 (2,7%) über *starke* Beschwerden.

Beweglichkeit.

Tabelle 20. *Beweglichkeit*

		Anzahl der Fälle	
Streckung frei		35	(94,6%)
Streckhemmung bis 10°		2	(5,4%)
	Summe	37	(100,0%)
Beugung frei		27	(73,0%)
Beugehemmung	—30°	8	(21,6%)
„	31—40°	1	(2,7%)
„	60—70°	1	(2,7%)
	Summe	37	(100,0%)

Die Kniegelenk*streckung* war bei 94,6% der Fälle, die *Beugung* bei 73,0% frei. Bei den 2 Verletzten mit einer Streckhemmung und bei 8 der Fälle mit einer Beugehemmung war die Mitverletzung die Ursache der Bewegungseinschränkung.

Kniegelenkstabilität. Bei *allen* Nachuntersuchten war das betroffene Kniegelenk bei O- und X-Vermehrung *bandfest*, 2 (5,4%) Verletzte hatten ein „Schubladen-Phänomen".

Zusammenfassende Beurteilung. Mit Ausnahme von 4 Fällen mit einer Arthrose 1. oder 2. Grades ohne oder mit nur leichten Beschwerden wiesen die Nachuntersuchten mit einem Schienbeinkopfbruch ohne Verschiebung oder mit einem Randausriß vom Schienbeinkopf ohne Mitverletzung *keine wesentlichen Unfallfolgen* auf.

Nachuntersuchungsergebnisse nach monokondylären Depressionsbrüchen (Gruppe II) (Abb. 5, 6, 30, 32, 33 und 34)

Von 56 Verletzten mit einem monokondylären Depressionsbruch erschienen *28 (50%) zur Nachuntersuchung*, seit dem Unfall waren durchschnittlich *8,1 Jahre* vergangen. Außerdem wurden 17 der *primär auswärts* behandelten Fälle nachuntersucht.

Röntgenologisches Ergebnis.

Tabelle 21. *Röntgenologisches Ergebnis*

	Anzahl der Fälle	
Verbreiterung des Schienbeinkopfes:		
Keine Verbreiterung	23	(82,1%)
Verbreiterung $-^1/_{10}$	3	(10,7%)
„ $^1/_{10}-^2/_{10}$	1	(3,6%)
„ über $^2/_{10}$	1	(3,6%)
der Schienbeinkopfbreite		
Summe	28	(100,0%)
Stufe in der Gelenkfläche:		
Keine Stufe	12	(42,8%)
-4 mm	13	(46,5%)
5—9 mm	3	(10,7%)
Summe	28	(100,0%)
Achsenknickung:		
Keine Achsenknickung	19	(67,9%)
$-$ 4°	5	(17,8%)
5— 9°	3	(10,7%)
10—14°	1	(3,6%)
Summe	28	(100,0%)

Häufigkeit von Arthrosen.

Tabelle 22. *Häufigkeit von Arthrosen*

	Verletztes Knie bei Behandlungsbeginn		Verletztes Knie bei der Nachuntersuchung		Nicht verletztes Knie bei der Nachuntersuchung	
Keine Arthrose	19	(67,9%)	6	(21,4%)	16	(57,2%)
Arthrose 1. Grades	7	(25,0%)	14	(50,0%)	10	(35,7%)
„ 2. „	2	(7,1%)	5	(17,8%)	2	(7,1%)
„ 3. „			2	(7,2%)		
„ 4. „			1	(3,6%)		
Summe	28	(100,0%)	28	(100,0%)	28	(100,0%)

Ursachen der Arthrose. Von den 14 Arthrosen *1. Grades* sind nur 8 eine alleinige Folge des Schienbeinkopfbruches, 3 Verletzte hatten schon vor dem Unfall eine ebenso schwere Arthrose, bei 3 weiteren lag ein zusätzlicher Bruch der Zwischenknorrenerhebung vor.

Von den 8 Arthrosen *2. oder höheren Grades* sind nur 2 eine eindeutige Folge einer schlechten Einrichtung. In 5 Fällen hatte sich trotz guter Einrichtung eine vorbestehende Arthrose verschlechtert, ein Verletzter hatte schwere gleichzeitige Mitverletzungen des Kniegelenks.

Beschwerden. In der Regel hatten die Nachuntersuchten mit einer Arthrose 2. oder höheren Grades auch mittlere oder starke Beschwerden. Von 20 Verletzten *ohne* oder mit einer Arthrose *1. Grades* klagte nur einer über mittlere Beschwerden, von 8 mit einer Arthrose *2. oder höheren Grades* dagegen 6.

Von den insgesamt 28 Fällen waren 12 (42,8%) *beschwerdefrei* (Abbildung 32 und 33). 9 (32,2%) klagten über *leichte* (Abb. 5), 5 (17,9%) über *mittlere* und 2 (7,1%) über *starke* Beschwerden. Die 2 Verletzten mit einem schlechten Einrichtungsergebnis hatten starke Beschwerden.

Beweglichkeit.

Tabelle 23. *Beweglichkeit*

		Anzahl der Fälle	
Streckung frei		27	(96,5%)
Streckhemmung — 10°		1	(3,5%)
	Summe	28	(100,0%)
Beugung frei		16	(57,1%)
Beugehemmung — 30°		9	(32,1%)
„ 41— 50°		1	(3,6%)
„ 61— 70°		1	(3,6%)
„ 71—100°		1	(3,6%)
	Summe	28	(100,0%)

96,5% konnten das verletzte Kniegelenk *vollständig strecken*, 57,1% konnten es *ohne Einschränkung beugen*, darunter waren mehrere so schwere Brüche, wie sie die Abbildungen 32 und 33 zeigen. Insgesamt erreichten 89,2% bei der Beugung den *rechten Winkel*.

Bei den 3 Fällen mit einer *stärkeren* Beugehemmung lag einmal ein schlechtes Einrichtungsergebnis vor, ein Verletzter hatte eine schwere Mitverletzung und ein weiterer eine vorbestehende Arthrose.

Kniegelenkstabilität. Bei 3 (10,7%) Nachuntersuchten war das Kniegelenk *nicht* bandfest, 2 (7,1%) hatten ein „Schubladen-Phänomen".

Ursachen eines schlechten Spätergebnisses. Dem Folgenden wurden zusätzlich die Nachuntersuchungsergebnisse von 17 *primär auswärts behandelten Fällen* zugrunde gelegt. Von 33 Nachuntersuchten *mit* einer Achsenknickung oder einer Stufe in der Gelenkfläche hatten 16 eine Arthrose 2. oder höheren Grades und 13 mittlere oder starke Beschwerden, unter 12 Verletzten *ohne* Achsenknickung und Stufe war dagegen nur einer mit einer Arthrose 2. Grades und keiner mit mittleren oder starken Beschwerden. *Daraus wird wiederum ersichtlich, daß das Spätergebnis um so besser ist, je besser die Einrichtung gelingt.*

Im Gegensatz zu den Impressionsbrüchen mit intaktem Rand, wo auch eine tiefere Impression keine Achsenknickung zur Folge hat, weil der äußere Schienbeinkopfrand dem Oberschenkelaußenknorren eine hinreichende Abstützung gewährt, *führt bei einem monokondylären Depressionsbruch schon ein Niveauunterschied zwischen den Schienbeinknorren-Gelenkflächen von 5 mm und mehr zu einer Achsenknickung über 5°.* Verletzte mit einem derartigen Einrichtungsergebnis wiesen bei der Nachuntersuchung bereits *häufiger* Beschwerden, Arthrosen und Einschränkungen der Kniegelenkbeweglichkeit auf.

Besonders schlecht ist das Resultat nach *nichteingerichteten schweren Verrenkungsbrüchen* (Abb. 6), die meist zu einer Strecksteife des verletzten Kniegelenks führen.

Wenn die Gelenkflächen selbst intakt bleiben, kann bei Fällen mit einer *geringfügigen Teilverrenkung* (Abb. 36) oder mit einer auch *stärkeren Achsenknickung* die Arthrose schmerzfrei bleiben und trotz der klinisch sichtbaren Fehlstellung das funktionelle Ergebnis noch hinreichend sein.

Behandlung veralteter Brüche mit stärkerer Fehlstellung. Die Tatsache, daß Verletzte mit einem in stärkerer Fehlstellung verheilten Bruch bei der Nachuntersuchung oft noch eine hinreichende Kniegelenkfunktion aufwiesen, sowie das schlechte Ergebnis nach der verspäteten Einrichtung eines veralteten Verrenkungsbruches (Abb. 34) berechtigen zu der Empfehlung, *bei veralteten monokondylären Depressionsbrüchen mit einer Fehlstellung mit der Durchführung einer gelenkerhaltenden, stellungskorrigierenden Operation äußerst zurückhaltend zu sein.* Eine solche Operation hat in der Regel nur vermehrte Beschwerden, ein Fortschreiten der Arthrose und eine weitere Einschränkung der Beweglichkeit zur Folge.

Hat der Verletzte bereits starke Beschwerden, kommt nur noch eine *Arthrodese* des Kniegelenks in Frage. Da sogar eine Strecksteife mit nur spärlichen Wackelbewegungen völlig schmerzfrei sein kann (Abb. 6), soll man eine Arthrodese erst dann vornehmen, wenn sie der Verletzte wegen starker Schmerzen von sich aus verlangt.

**Nachuntersuchungsergebnisse nach monokondylären Impressionsbrüchen
mit intaktem Rand (Gruppe III,1)
(Abb. 10)**

Von 76 Verletzten mit einem frischen monokondylären Impressionsbruch mit intaktem Rand erschienen *41 (53,9%) zur Nachuntersuchung,* durchschnittlich waren seit dem Unfall *8,8 Jahre* verstrichen. Außerdem wurden 14 der *primär auswärts* behandelten Fälle mit einem derartigen Bruch nachuntersucht.

Röntgenologisches Ergebnis (Tabelle 24). *Keiner* der Nachuntersuchten wies eine *Verbreiterung* des Schienbeinkopfes auf.

Tabelle 24. *Röntgenologisches Ergebnis*

	Anzahl der Fälle
Impression in der Gelenkfläche:	
Keine Impression	7 (17,1%)
— 4 mm	13 (31,7%)
4— 9 mm	20 (48,8%)
10—14 mm	1 (2,4%)
Summe	41 (100,0%)
Achsenknickung:	
Keine Achsenknickung	32 (78,0%)
—4°	8 (19,6%)
5—9°	1 (2,4%)
Summe	41 (100,0%)

Häufigkeit von Arthrosen.

Tabelle 25. *Häufigkeit von Arthrosen*

	Verletztes Knie bei Behandlungsbeginn	Verletztes Knie bei der Nachuntersuchung	Nicht verletztes Knie bei der Nachuntersuchung
Keine Arthrose	38 (92,7%)	19 (46,3%)	34 (82,9%)
Arthrose 1. Grades	2 (4,9%)	13 (31,7%)	6 (14,7%)
„ 2. „	1 (2,4%)	7 (17,1%)	
„ 3. „		2 (4,9%)	1 (2,4%)
Summe	41 (100,0%)	41 (100,0%)	41 (100,0%)

Ursachen der Arthrose. Von den 13 Arthrosen 1. Grades waren 5, von den 9 Arthrosen 2. oder höheren Grades 4 mit Sicherheit eine alleinige *Folge des Schienbeinkopfbruches.* Die 13 restlichen Verletzten hatten entweder eine *Mitverletzung* oder schon *vor* dem Unfall eine Arthrose.

Die 9 Nachuntersuchten, bei denen die Arthrose eine alleinige Unfallfolge war, hatten ausnahmslos eine *Valgusfehlstellung* im Kniegelenk. Wenn auch bei den Impressionsbrüchen mit intaktem Rand die Tiefe des Imprimats keinen wesentlichen Einfluß auf die Häufigkeit von Arthrosen hat, so führen doch die bei diesen Brüchen an sich seltenen und dann nur geringen Achsenknickungen (Tabelle 24) häufiger zu einer Arthrose.

Beschwerden. Von 19 Nachuntersuchten *ohne* Arthrose klagte keiner über mittlere oder starke Beschwerden, bei den 22 Verletzten *mit* einer Arthrose dagegen 7.

Von den insgesamt 41 Verletzten waren 27 (65,9%) *beschwerdefrei*, 6 (14,6%) hatten *leichte*, 6 (14,6%) *mittlere* und 2 (4,9%) *starke* Beschwerden.

Beweglichkeit.

Tabelle 26. *Beweglichkeit*

		Anzahl der Fälle	
Streckung frei		36	(87,8%)
Streckhemmung	—10°	2	(4,9%)
„	11—20°	2	(4,9%)
„	—40°	1	(2,4%) (apoplektischer Insult)
	Summe	41	(100,0%)
Beugung frei		30	(73,2%)
Beugehemmung	—30°	10	(24,4%)
„	50—60°	1	(2,4%)
	Summe	41	(100,0%)

Kniegelenkstabilität. 6 (14,6%) Verletzte hatten bei *X-Vermehrung* eine mäßige Unstabilität des Kniegelenks. Es handelte sich dabei meist um Fälle mit einer *Valgusfehlstellung* im Kniegelenk, die somit zu 33% eine Bandlockerung aufwiesen, gegenüber 9,4% bei den Verletzten ohne Achsenknickung. 2 (4,9%) hatten ein „Schubladen"-*Phänomen*.

Zusammenfassende Beurteilung. Insgesamt muß man bei 8 der 41 Nachuntersuchten mit einem Impressionsbruch mit intaktem Rand das Ergebnis wegen mittlerer oder starker Beschwerden, einer Arthrose oder einer Bewegungseinschränkung als *unbefriedigend* bezeichnen. Nur zweimal war dafür der *Schienbeinkopfbruch* die *alleinige* Ursache. Die restlichen 6 Verletzten hatten entweder eine Mitverletzung oder eine Erkrankung mit Einfluß auf die Kniegelenkfunktion: je einmal Bruch der Zwischenknorrenerhebung, vorbestehende Arthrose, freier Gelenkkörper, Meniscusoperation, apoplektischer Insult und Peroneuslähmung seit frühester Kindheit.

Die in Tabelle 26 aufscheinenden stärkeren Einschränkungen der Kniegelenkbeweglichkeit waren nie die alleinige Folge eines Schienbeinkopfbruches.

**Nachuntersuchungsergebnisse nach monokondylären
Impressionsbrüchen mit abgespaltenem Rand und Spaltbrüchen
mit Imprimat (Gruppe III,2 und 3)**

(Abb. 11, 12, 13, 14, 37, 38, 39, 40, 41, 42, 43, 51 und 52)

Von 62 Verletzten mit einem frischen monokondylären Impressionsbruch mit abgespaltenem Rand oder einem Spaltbruch mit Imprimat kamen *38 (61,3%) zur Nachuntersuchung*, durchschnittlich waren seit dem Unfall *7,8 Jahre* verstrichen. Außerdem wurden 15 der *primär auswärts behandelten* Fälle mit einem Bruch dieser Art nachuntersucht.

Bei 17 der 38 Nachuntersuchten wurde der Bruch *operativ* eingerichtet, 21mal war die Behandlung *konservativ.* Es bietet sich daher die Gelegenheit, die Spätergebnisse nach konservativer und operativer Behandlung durch eine *Gegenüberstellung von der Art und dem Schweregrad nach gleichwertigen Brüchen* miteinander zu vergleichen (Abb. 11 und 37, 13 und 51, 39 und 41).

Röntgenologisches Ergebnis.

Tabelle 27. *Röntgenologisches Ergebnis*

	21 *konservativ* behandelte Fälle	17 *operativ* behandelte Fälle	Gesamt 38 Fälle
Verbreiterung des Schienbeinkopfes:			
Keine Verbreiterung	6 (28,6%)	7 (41,2%)	13 (34,2%)
Verbreiterung —$^1/_{10}$	12 (57,1%)	4 (23,5%)	16 (42,1%)
Verbreiterung $^1/_{10}$—$^2/_{10}$ der Schienbeinkopfbreite	3 (14,3%)	6 (35,3%)	9 (23,7%)
Summe	21 (100,0%)	17 (100,0%)	38 (100,0%)
Impression in der Gelenkfläche:			
Keine Impression	1 (4,8%)	4 (23,5%)	5 (13,2%)
— 4 mm	10 (47,6%)	11 (64,7%)	21 (55,2%)
5— 9 mm	5 (23,8%)	1 (5,9%)	6 (15,8%)
10—19 mm	3 (14,3%)	1 (5,9%)	4 (10,5%)
20 mm und darüber	2 (9,5%)		2 (5,3%)
Summe	21 (100,0%)	17 (100,0%)	38 (100,0%)
Achsenknickung:			
Keine Achsenknickung	9 (42,8%)	12 (70,6%)	21 (55,3%)
— 4°	9 (42,8%)	4 (23,5%)	13 (34,2%)
5— 9°	2 (9,5%)	1 (5,9%)	3 (7,9%)
10—14°	1 (4,8%)		1 (2,6%)
Summe	21 (100,0%)	17 (100,0%)	38 (100,0%)

Häufigkeit von Arthrosen.

Tabelle 28. *Häufigkeit von Arthrosen*

	21 *konservativ* behandelte Fälle:		17 *operativ* behandelte Fälle:	
	Verletztes Bein	Nicht verletztes Bein	Verletztes Bein	Nicht verletztes Bein
Keine Arthrose	5 (23,8%)	15 (71,4%)	2 (11,8%)	11 (64,7%)
Arthrose 1. Grades	6 (28,6%)	3 (14,3%)	6 (35,3%)	3 (17,6%)
„ 2. „	7 (33,3%)		3 (17,6%)	2 (11,8%)
„ 3. „	2 (9,5%)	3 (14,3%)	4 (23,5%)	
„ 4. „	1 (4,8%)		2 (11,8%)	1 (5,9%)
Summe	21 (100,0%)	21 (100,0%)	17 (100,0%)	17 (100,0%)

Die Tabellen 27 und 28 lassen erkennen, daß man durch die *operative* Behandlung zwar ein *besseres Einrichtungsergebnis* erzielen kann, die *Arthrosen* aber bei den operierten Verletzten *häufiger und schwerer* sind als bei den konservativ behandelten.

Beschwerden (Tabelle 29). Die Gegenüberstellung der Beschwerden, über die einerseits die *konservativ* behandelten und andererseits die *operierten* Verletzten bei der Nachuntersuchung klagten, fällt ebenfalls zugunsten der konservativ behandelten aus.

Tabelle 29. Beschwerden

	21 *konservativ* behandelte Fälle	17 *operativ* behandelte Fälle	Gesamt 38 Fälle
Keine Beschwerden	11 (52,3%)	5 (29,4%)	16 (42,1%)
Leichte Beschwerden	3 (14,3%)	4 (23,5%)	7 (18,4%)
Mittlere Beschwerden	6 (28,6%)	7 (41,2%)	13 (34,2%)
Starke Beschwerden	1 (4,8%)	1 (5,9%)	2 (5,3%)
Summe	21 (100,0%)	17 (100,0%)	38 (100,0%)

Beweglichkeit (Tabelle 30). Auch hinsichtlich der Beweglichkeit ist das *Spätresultat* bei den *konservativ* behandelten Nachuntersuchten, von denen 62% frei beugten, *besser* als bei den operierten, bei denen die Kniegelenkbeugung nur in 11,8% frei war.

Tabelle 30. Beweglichkeit

		21 *konservativ* behandelte Fälle	17 *operativ* behandelte Fälle	Gesamt 38 Fälle
Streckung frei				33 (86,8%)
Streckhemmung von 10°				5 (13,2%)
Summe				38 (100,0%)
Beugung frei		13 (62,0%)	2 (11,8)%	15 (39,5%)
Beugehemmung	—30°	5 (23,6%)	12 (70,5%)	17 (44,7%)
„	31—40°	1 (4,8%)	1 (5,9%)	2 (5,3%)
„	51—60°		1 (5,9%)	1 (2,6%)
„	61—70°	1 (4,8%)		1 (2,6%)
„	71—100°	1 (4,8%)	1 (5,9%)	2 (5,3%)
Summe		21 (100,0%)	17 (100,0%)	38 (100,0%)

Wie aus der Tabelle 10 ersichtlich ist, konnten bei *Behandlungsende* von den Operierten nur 33% das verletzte Kniegelenk bis zum rechten Winkel beugen, von den konservativ Behandelten beugten dagegen 73% bis 90°. Zum Zeitpunkt der *Nachuntersuchung* betrug der Prozentsatz derer, die eine Beugestellung von 90° erreichten, sowohl bei den konservativ als auch bei den operativ Behandelten 90%. Neben der bei den *Operierten* ohnehin schon *um 70% längeren* Gesamtbehandlungszeit zeigt diese Gegenüberstellung die weit über das Behandlungsende hinaus *stark verzögerte* Wiedererlangung der besterreichbaren Kniegelenkfunktion nach operativer Behandlung.

Kniegelenkstabilität. Der Anteil der Nachuntersuchten mit einem unstabilen Kniegelenk ist in der Gruppe der Impressionsbrüche mit abgespaltenem Rand und Spaltbrüche mit Imprimat *größer* als bei jeder anderen Bruchform. 9 (42,8%) der 21 *konservativ* behandelten und 3 (17,6%) der 17 *operierten* Verletzten hatten bei X-Vermehrung eine in der Regel allerdings nur *leichte* Instabilität des Kniegelenks.

Durchschnittlich war der Gelenkspalt auf dem gehaltenen Röntgenbild der verletzten Seite nur um *3 mm* weiter aufklappbar als auf dem der Vergleichsseite. Je länger der Zeitraum zwischen der Verletzung und der Nachuntersuchung war, um so seltener kam es vor, daß ein Kniegelenk nicht bandfest war.

Ergebnisse nach operativer Behandlung nicht mehr frischer oder schon veralteter Impressionsbrüche. Von den 2 Verletzten, die mit einem auswärts vorbehandelten Impressionsbruch mit abgespaltenem Rand erst 3 Wochen nach dem Unfall operiert wurden, erschien keiner zur Nachuntersuchung.

Die Abbildung 42 zeigt die Röntgenbilder des einzigen *veralteten Impressionsbruches*, bei dem verspätet eine operative Hebung der Impression mit Unterfütterung durchgeführt wurde. Bei einer Arthrose 3. Grades mit mittleren Beschwerden war dies der einzige Fall mit einem echten *Schlottergelenk*.

Verletzte, bei denen wir wegen eines veralteten Impressionsbruches mit starken Beschwerden eine *Kniegelenkarthrodese* durchgeführt hatten, waren bei der Nachuntersuchung immer schmerzfrei.

Nachuntersuchungsergebnis und Behandlungsindikation. Nur bei 4 der *operativ* eingerichteten Fälle ist die Arthrose eine Folge des *ungenügenden Einrichtungsergebnisses*. Es sind dies 4 Spaltbrüche mit Imprimat, bei denen die Verbreiterung des Schienbeinkopfes nur unvollkommen beseitigt wurde (Abb. 39). Daß es bei einem nicht genügend zusammengepreßten Spaltbruch mit Imprimat mehrfach zu einer schmerzhaften Arthrose kam, zeigt erneut, daß der äußere Schienbeinkopfrand für die hinreichende Abstützung des äußeren Oberschenkelknorrens besonders wichtig ist.

Nur mit 2 Ausnahmen (Abb. 11) kam es aber auch bei den Verletzten mit einem *operativ gut eingerichteten Bruch* zu einer Arthrose mit oder ohne Beschwerden (Abb. 38 und 51). Die Tatsache, daß von *operierten* Verletzten mit den durchschnittlich besser eingerichteten Brüchen 88,2% eine Arthrose, 47,1% mittlere oder starke Beschwerden und nur 11,8% eine freie Kniegelenkbeugung hatten, gegenüber 76,2, 33,4 und

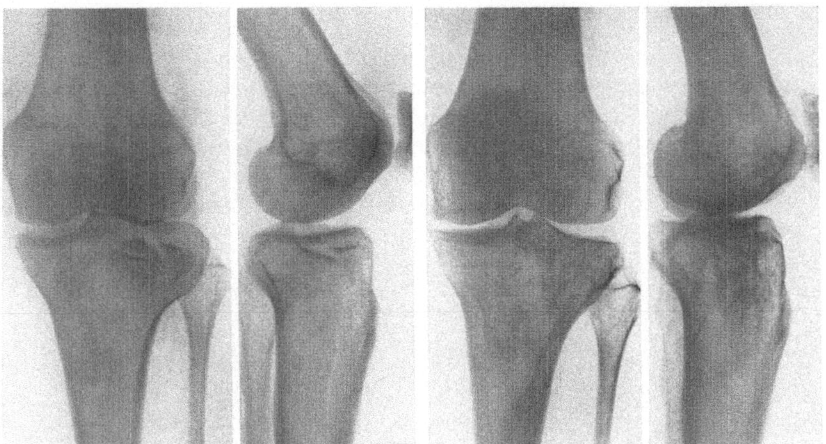

a 21. 5. 58   b 29. 6. 64

Abb. 51. 28j. Landwirtin. Am 21. 5. 58 von einer Kuh umgestoßen. *Impressions-bruch des li. äußeren Schienbeinknorrens mit Abspaltung eines vorn-seitlichen Randes (Gr. III,2c)*, (a). Operative Hebung und Unterfütterung des Imprimats mit Spänen aus der Knochenbank, Oberschenkel-Spaltgipsverband für 5 Wochen, danach Ober-schenkel-Gehgipsverband für 5 Wochen. Gesamtbehandlungszeit 283 Tage, davon 47 stationär. Endbefund: Knie li. 180/100°, re. 180/45°. Nach 6 Jahren (b): Arbeitet in der Landwirtschaft. Mittlere Beschwerden, normaler Gang, li. bei X-Vermehrung leichte Unstabilität. Knie li. 180/65°, re. 180/45°. Arthrose 2. Grades wie in Ab-bildung 38b, im Falle des konservativ behandelten gleichartigen Bruches der Ab-bildung 13 dagegen keine Arthrose. Bei wesentlich kürzerer Behandlungszeit ist auch das funktionelle Ergebnis bei dem nicht operierten Verletzten besser. Unfall-rente (versicherter landwirtschaftlicher Arbeitsunfall): 1 Monat 100%, 1 Monat 50%, 8 Monate 40%, 15 Monate 30%, Dauerrente 20%

62% bei den *konservativ* behandelten Fällen, läßt erkennen, daß es *ver-fehlt* wäre, durch häufigere operative Einrichtung ein besseres End-ergebnis erzielen zu wollen.

Nur wenn sich durch die konservative Behandlung eine stärkere Achsen-knickung (über 5 bis 7°) nicht vermeiden läßt und eine Fehlstellung resul-tieren würde, wie sie die Abbildung 43 zeigt, ist eine operative Hebung und Unterfütterung der Impression notwendig.

Damit wird die *Indikation zur Operation* bei den monokondylären Impressionsbrüchen im wesentlichen auf die Brüche mit einem *groß-flächigen und tiefen Imprimat und Abspaltung eines schmalen seitlichen Randes* vom äußeren Schienbeinknorren (Abb. 11) und auf die *Spalt-brüche mit Imprimat*, bei denen das Imprimat ein *Repositionshindernis* darstellt (Abb. 16 und 39), eingeschränkt.

Alle anderen monokondylären Impressionsbrüche kann man konser-vativ oder unter Verwendung eines percutanen Einrichtungs- oder Osteo-syntheseverfahrens behandeln und damit so gute und hinreichende Er-

7*

gebnisse erzielen, wie sie die Abbildungen 10, 12, 13, 14, 37, 40, 41 und 52 zeigen.

Daß eine *Valgusfehlstellung über 5°* in der Regel mit einem schlechteren funktionellen Resultat einhergeht, zeigte die Nachuntersuchung von 14 Verletzten mit einem primär auswärts behandelten Bruch. Von ihnen wiesen 12 eine Arthrose 2. oder höheren Grades auf, einer blieb ohne Arthrose und 10 klagten über mittlere oder starke Beschwerden.

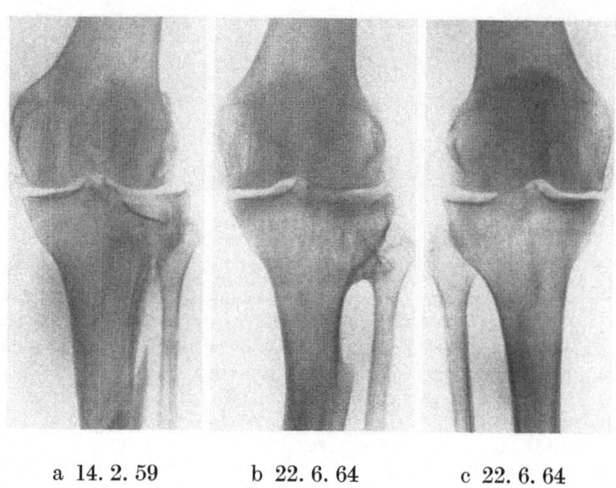

a 14. 2. 59   b 22. 6. 64   c 22. 6. 64
links   rechts

Abb. 52. 64j. Hausfrau. Am 14. 2. 59 Sturz vom Sessel. *Impressionsbruch des li. äußeren Schienbeinknorrens mit Abspaltung eines breiten seitlichen Randes (Gruppe III,2d)*, (a). Hebung des Imprimats mit 2 percutan eingeführten Steinmann-Nägeln, danach Kompression des Schienbeinkopfes, Fixation des abgespaltene-Randes mit 2 gekreuzten Bohrdrähten, Fersenbeinnagel-Dauerzug mit 3 kg für 6 Wochen, dann Oberschenkel-Gehgipsverband für 6 Wochen. Gesamtbehandlungszeit 206 Tage, davon 47 stationär. Endbefund: Knie li. 180/105°, re. 180/55°. Nach 5 Jahren (b und c): Leichte Beschwerden, leicht hinkend, beide Kniegelenke bandfest, li. 180/70°, re. 180/50°. Arthrose 2. Grades (b und c) wie vor dem Unfall

Nachuntersuchungsergebnisse nach bi- und infrakondylären Schienbeinkopfbrüchen (Gruppe IV)

(Abb. 17, 18, 19, 21, 24, 25, 26, 44, 45, 46, 47, 49, 53 und 54)

Von 110 Verletzten mit einem bi- oder infrakondylären Schienbeinkopfbruch erschienen *58 (52,7 %) zur Nachuntersuchung.* Es handelt sich dabei um 17 *Depressions-Beugungsbrüche* (Gr. IV,1), 11 *Depressions-Überstreckungsbrüche* (Gr. IV,2), 24 bikondyläre Brüche mit *Imprimat am Außenknorren* (Gr. IV,3) und 6 *infrakondyläre* Brüche (Gr. IV,4). Seit dem Unfall waren durchschnittlich *9,7 Jahre* verstrichen. Außerdem wurden 28 der *primär auswärts* behandelten Fälle nachuntersucht.

Röntgenologisches Ergebnis.

Tabelle 31. *Röntgenologisches Ergebnis*

	Alle bi- u. infrakondylären Brüche (Gr. IV)		Depressions-Beugungsbrüche (Gr. IV,1)		Depressions-Überstrekkungsbrüche (Gr. IV,2)		Brüche mit Imprimat am Außenknorren (Gr. IV,3)		Infrakondyläre Brüche (Gr. IV,4)	
Verbreiterung des Schienbeinkopfes:										
Keine Verbreiterung	37	(63,8%)	12	(70,5%)	11	(100,0%)	8	(33,3%)	6	(100,0%)
Verbreiterung bis $^1/_{10}$	10	(17,2%)	2	(11,8%)			8	(33,3%)		
Verbreiterung $^1/_{10}$ bis $^2/_{10}$ der Schienenbeinkopfbreite	11	(19,0%)	3	(17,7%)			8	(33,3%)		
Summe	58	(100,0%)	17	(100,0%)	11	(100,0%)	24	(100,0%)	6	(100,0%)
Stufenbildung in der Gelenkfläche:										
Keine Stufe	27	(46,5%)	7	(41,2%)	9	(81,8%)	5	(20,8%)	6	(100,0%)
— 4 mm	18	(31,0%)	6	(35,2%)	2	(18,2%)	10	(41,7%)		
5— 9 mm	11	(19,0%)	2	(11,8%)			9	(37,5%)		
10—14 mm	2	(3,5%)	2	(11,8%)						
Summe	58	(100,0%)	17	(100,0%)	11	(100,0%)	24	(100,0%)	6	(100,0%)
Achsenknickung:										
Keine Achsenknickung	28	(48,2%)	10	(58,8%)	2	(18,2%)	15	(62,5%)	1	(16,7%)
— 4°	14	(24,2%)	5	(29,4%)	3	(27,3%)	4	(16,7%)	2	(33,3%)
5— 9°	13	(22,4%)	2	(11,8%)	5	(45,4%)	3	(12,5%)	3	(50,0%)
10—14°	2	(3,5%)					2	(8,3%)		
15—19°	1	(1,7%)			1	(9,1%)				
Summe	58	(100,0%)	17	(100,0%)	11	(100,0%)	24	(100,0%)	6	(100,0%)

Ursachen der Arthrose. Wenn es gelingt, durch *konservative* Einrichtung Varus- oder Valgusfehlstellungen sowie eine vermehrte Antekurvation zu *vermeiden*, kann auch nach einem schweren Bruch eine stärkere Arthrose ausbleiben (Abb. 17, 19, 21, 24 und 47). Eine Arthrose höheren Grades tritt nur dann auf, wenn durch die Einrichtung stärkere Stufen, insbesondere solche, die mit einer Achsenknickung einhergehen, nicht beseitigt werden (Abb. 26, 45, 48 und 49).

Auch nach der *operativen* Einrichtung eines bikondylären Bruches kam es, mit Ausnahme eines Falles, immer zu einer schweren Arthrose (Abb. 44).

Bei 29 Fällen war die Arthrose eine alleinige *Folge des Schienbeinkopfbruches*, 19mal handelte es sich um Verletzte mit einer gleichzeitigen

Häufigkeit von Arthrosen.

Tabelle 32. *Häufigkeit von Arthrosen*

	Depressions-Beugungsbrüche (Gr. IV,1)		Depressions-Überstreckungsbrüche (Gr. IV,2)		Brüche mit Imprimat am Außenknorren (Gr. IV,3)		Infrakondyläre Brüche (Gr. IV,4)	
	Verletztes Bein	Nicht verletztes Bein	Verletztes Bein	Nicht verletztes Bein	Verletztes Bein	Nicht verletztes Bein	Verletztes Bein	Nicht verletztes Bein
Keine Arthrose	3 (17,6%)	12 (70,6%)	3 (27,3%)	7 (63,6%)	2 (8,3%)	16 (66,6%)	2 (33,3%)	5 (83,3%)
Arthrose 1. Grades	10 (58,8%)	4 (23,5%)	6 (54,5%)	2 (18,2%)	7 (29,2%)	7 (29,2%)	2 (33,3%)	1 (16,7%)
„ 2. „	2 (11,8%)	1 (5,9%)	2 (18,2%)	2 (18,2%)	9 (37,5%)		2 (33,3%)	
„ 3. „					3 (12,5%)			
„ 4. „	2 (11,8%)				3 (12,5%)	1 (4,2%)		
Summe	17 (100,0%)	17 (100,0%)	11 (100,0%)	11 (100,0%)	24 (100,0%)	24 (100,0%)	6 (100,0%)	6 (100,0%)

Mitverletzung, einer *vorbestehenden Arthrose* oder einer gleichstarken *Arthrose am nichtverletzten Bein.*

Beschwerden. Die Verletzten mit einer stärkeren Arthrose klagten fast alle über mittlere oder starke Beschwerden. Von 10 Verletzten *ohne* Arthrose hatten nur einer (10%), von den 25 mit einer Arthrose *1. Grades* 9 (36%) und von den 23 mit einer Arthrose *2. oder höheren Grades* 13 (56,5%) mittlere oder starke Beschwerden.

Insgesamt waren nur 23 (39,7%) Nachuntersuchte beschwerde*frei.* 12 (20,7%) klagten über *leichte,* 18 (31,0%) über *mittlere* und 5 (8,6%) über *starke* Beschwerden.

Der Anteil derer, die über mittlere oder starke Beschwerden klagten, war mit 9,1% nach *Depressions-Überstreckungsbrüchen* am geringsten, bei den *übrigen Bruchformen* lag er zwischen 40 bis 50%.

Beweglichkeit.

Tabelle 33. *Beweglichkeit*

		Anzahl der Fälle	
Streckung frei		45	(77,6%)
Streckhemmung	—10°	11	(19,0%)
„	11—20°	1	(1,7%)
Überstreckbarkeit	10°	1	(1,7%)
	Summe	58	(100,0%)
Beugung frei		23	(39,7%)
Beugehemmung	— 30°	29	(50,0%)
„	31— 40°	2	(3,4%)
„	41— 50°	3	(5,2%)
„	70—100°	1	(1,7%)
	Summe	58	(100,0%)

96,6% der Verletzten konnten das Kniegelenk *fast vollständig strecken* und 93,1% konnten es *bis zum rechten Winkel beugen.*

Bei dem einen Fall mit der *Streckhemmung über 10°* handelt es sich um den in Abbildung 44 gezeigten operierten Depressions-Beugungsbruch. Eine *Beugehemmung über 40°* kam außer bei diesem Fall nur noch bei 4 Verletzten mit einem bikondylären Bruch mit Imprimat am Außenknorren vor.

Kniegelenkstabilität. 7 (12,1%) Verletzte hatten bei *X-Vermehrung* ein unstabiles Kniegelenk. Es handelte sich dabei ausschließlich um Depressions-Beugungsbrüche und bikondyläre Brüche mit Imprimat am Außenknorren.

Dreimal (5,2%) lag eine *Kreuzbandlockerung* vor.

Prognose der bikondylären Depressions-Beugungsbrüche. *Wenn es gelingt, diese Brüche konservativ einzurichten, ist die Prognose gut* (Abb. 17 und 19). Man muß dabei zwischen den Brüchen, bei denen der Bruchspalt *in der vorderen Kante* des Schienbeinkopfes beginnt und beide Knorren ganz nach hinten abschert (Abb. 19) und den Fällen, bei denen nur die hintere Hälfte der Schienbeinknorren abgebrochen ist und der Bruchspalt *in der Mitte* der Gelenkfläche seinen Anfang nimmt (Abb. 17, 45 und 49), unterscheiden.

Eine Stufe, die nach der Einrichtung im Bereich der *Vorderkante* der Schienbeinknorren (Abb. 19) zurückbleibt, wirkt sich nicht nachteilig aus.

Wenn dagegen eine Stufe *in der Mitte* der Gelenkfläche nicht beseitigt wird (Abb. 45 und 49), entsteht immer eine *stärkere Arthrose* mit *Beschwerden* und *Bewegungseinschränkung*. Nach ungenügender Einrichtung und zu kurzer Ruhigstellung eines solchen Bruches kam es bei einer auswärts behandelten Verletzten sogar zu einer der sehr seltenen *Schienbeinkopf-Pseudarthrosen* (Abb. 49).

Prognose der bikondylären Depressions-Überstreckungsbrüche. *Auch schwere Brüche dieser Art haben bei hinreichender konservativer Einrichtung eine gute Prognose* (Abb. 46). Der Anteil der Nachuntersuchten mit einer Arthrose 2. oder höheren Grades und mit mittleren oder starken Beschwerden ist mit 18,2 und 9,2% bei diesen Brüchen *besonders gering*, ebenso hatte keiner der bei uns behandelten Verletzten mit einem bikondylären Depressions-Überstreckungsbruch eine stärkere Bewegungseinschränkung.

Die Nachuntersuchung zeigte, daß auch eine oft beträchtliche *Rekurvation* die Kniegelenkfunktion nicht wesentlich beeinträchtigt. Erst wenn die Rekurvation *größer als 15°* ist, kommt es zu einer Überstreckbarkeit des Kniegelenks mit Beugehemmung. Auch von den primär auswärts behandelten Nachuntersuchten war die Kniegelenkbeweglichkeit nur bei dem in Abbildung 53 gezeigten Fall mit einem *operativ ungenügend eingerichteten* und mit einer fehlerhaften Osteosynthese versorgten Bruch schlecht.

Prognose der bikondylären Brüche mit Imprimat am Außenknorren. Von den bikondylären Impressionsbrüchen haben die mit einem Impressionsbruch des Außenknorrens *mit intaktem Rand* die beste Prognose

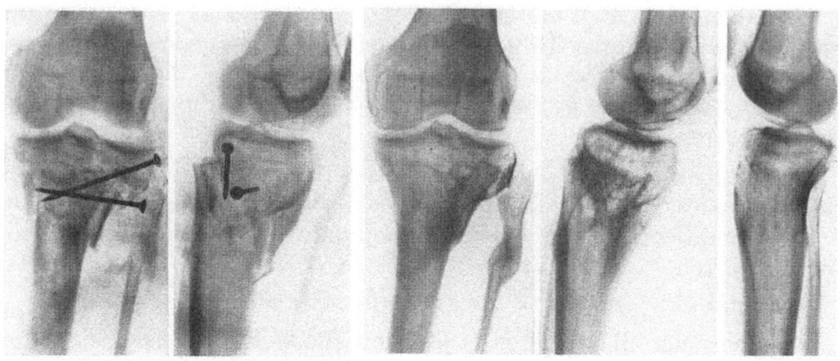

a 24. 6. 59　　　　　　　　b 21. 9. 64　　　c 21. 9. 64
　　　　　　　　　　　　　　links　　　　　　　rechts

Abb. 53. 42j. Hauptpolier. Am 24. 5. 59 Autounfall. *Bikondylärer Depressions-Überstreckungsbruch des li. Schienbeinkopfes (Gr. IV,2)*. Auswärts Fersenbeinnagel-Dauerzug mit 3 kg für 2 Wochen. Am 8. 6. 59 operative Einrichtung und Nagelung, Oberschenkelgipsverband. Am 24. 6. 59 (a): Mit einer Osteosynthese versorgter, aber nicht eingerichteter Bruch. Nach 5 Jahren (b und c): Kein Berufswechsel. Mittlere Beschwerden, mäßiges Hinken, Beinverkürzung li. 1,5 cm, beide Kniegelenke bandfest, li. 180/115°, re. 180/60°. Varus von 5° und Rekurvation von 20° (b und c). Vergleiche dazu den konservativ behandelten Fall der Abb. 46

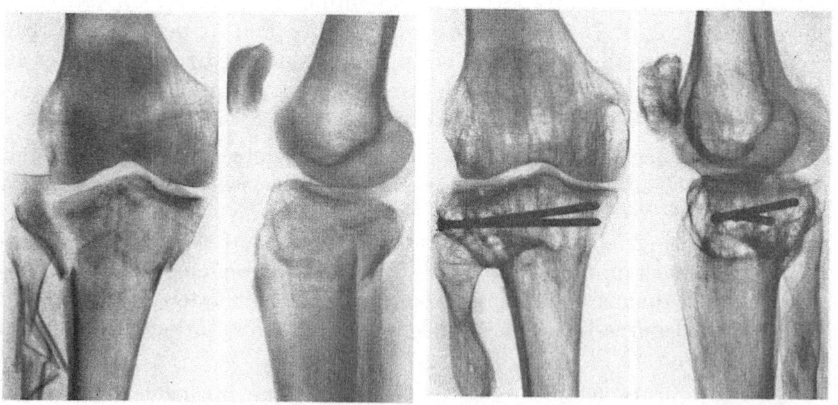

a 13. 3. 52　　　　　　　　　　　b 9. 6. 64

Abb. 54. 63j. Maurer. Am 13. 3. 52 Sturz aus 2 m Höhe. *Bikondylärer Bruch des re. Schienbeinkopfes mit Impression und Randabspaltung am Außenknorren (Gr. IV,3)* und Bruch des Wadenbeines (a). Operative Einrichtung, Hebung und Unterfütterung der Impression mit Spänen aus dem Darmbeinkamm, Verschraubung. Oberschenkel-Spaltgipsverband für 4 Wochen, danach Oberschenkel-Gehgipsverband für 8 Wochen. Gesamtbehandlungszeit 141 Tage, davon 48 stationär. Endbefund: Knie re. 160/130°, li. 170/50°. Nach 12 Jahren (b): Vorzeitige Altersrente. Starke Beschwerden, stark hinkend. Beide Kniegelenke bandfest, re. 180/150°, li. 180/60°. Vergleiche dazu die konservativ behandelten Fälle der Abb. 23, 24 und 47. Unfallrente (versicherter Arbeitsunfall): 7 Monate 50%, Dauerrente 40%

hinsichtlich des Spätergebnisses. Verletzte mit einem Bruch dieser Art wiesen bei der Nachuntersuchung trotz fortbestehender Impression im allgemeinen eine gute Kniegelenkfunktion auf (Abb. 25).

Die *operative* Einrichtung mit Unterfütterung und Verschraubung führte auch bei den bikondylären Brüchen mit Imprimat und Randabspaltung am Außenknorren in der Regel trotz guter Einrichtung zu einer *stärkeren Arthrose*, die in einem der 3 Fälle mit *Schmerzen* und einer erheblichen *Einschränkung* der Kniegelenkbeweglichkeit einherging (Abb. 54).

Der weitaus größere Teil dieser Verletzten wurde deshalb *konservativ* behandelt. Wenn es gelingt, die *Verbreiterung* des Schienbeinkopfes soweit zu *beseitigen*, daß der äußere Oberschenkelknorren trotz der Impression auf dem angepreßten Rand des Schienbeinaußenknorrens eine Abstützung findet, läßt sich eine Achsenknickung über 5° meist vermeiden. Die Abbildungen 23, 24 und 47 zeigen Beispiele dafür, daß man auf diese Weise sowohl bei Abspaltung eines schmalen als auch eines breiten Randes ein *befriedigendes Ergebnis* erzielen kann.

Die konservativ behandelten Verletzten hatten zwar fast alle eine Arthrose 1. bis 3. Grades und in der Hälfte der Fälle mittlere und starke Beschwerden, es bestand aber selten eine stärkere Einschränkung der Kniegelenkbeweglichkeit. *Ein besseres Spätergebnis konnte durch operative Einrichtung weder bei mono- noch bei bikondylären Impressionsbrüchen erreicht werden.*

Die *Indikation zur operativen Einrichtung* mit Unterfütterung des Imprimats sollte deshalb bei den bikondylären Brüchen mit Imprimat am Außenknorren besonders streng auf die sehr *seltenen* Fälle beschränkt werden, bei denen sich auch bei konsequenter konservativer Behandlung eine Valgusfehlstellung über 5 bis 7° nicht vermeiden läßt.

Empfehlungen zur Behandlung von Schienbeinkopfbrüchen

Es gibt für die Versorgung von Verletzten mit einem Schienbeinkopfbruch *keine* in jedem Fall geeignete *Standardmethode*. Obwohl sich Indikation und Technik der Behandlung im Einzelfall nach den Besonderheiten einer jeden Bruchform richten müssen, soll zunächst auf einige allgemeine, für alle Schienbeinkopfbrüche gültige Gesichtspunkte hingewiesen werden.

Achsenknickungen lassen sich durch konservative Behandlung fast immer ausgleichen. Das Ziel der Behandlung eines Schienbeinkopfbruches ist nach BÖHLER, dem Verletzten wieder ein *gerades* und *standfestes* Bein mit *größtmöglicher, beschwerdefreier Beugung* aus der *vollen Streckstellung* des Kniegelenks zu verschaffen. In diesem Sinne ist die *Vermeidung einer Achsenknickung* die wesentlichste Vorbedingung für ein gutes funktionelles Resultat.

Wir konnten die Entstehung einer Achsenknickung im Kniegelenk von 5° und mehr bei 315 (89%) von 378 Verletzten mit einem frischen Schienbeinkopfbruch durch eine in 90% der Fälle *konservative Einrichtung* verhindern. Wenn man die Vermeidung einer Achsenknickung zum Hauptkriterium eines guten Einrichtungsergebnisses macht, kann man also fast alle Schienbeinkopfbrüche *konservativ* behandeln.

Indikationen für die operative Einrichtung. Die *operative Einrichtung* ist nur dann indiziert, wenn es durch ein konservatives oder percutanes Einrichtungsverfahren nicht gelingt, eine Achsenknickung *von mehr als 5 bis 7°* zu vermeiden. Bei *bikondylären Depressions-Überstreckungs*brüchen kann sogar eine *Rekurvation bis 15°* (im Vergleich zur gesunden Seite) als zulässig betrachtet werden, sofern sie beide Schienbeinknorren gleichmäßig betrifft und dadurch *keine Varus-* oder *Valgusfehlstellung* verursacht wird.

Unter dieser Indikation brauchen nur etwa 10% (eher weniger) der Schienbeinkopfbrüche operativ eingerichtet zu werden. Außer vereinzelten Fällen mit einer anderen Bruchform handelt es sich bei den Brüchen, die *operiert werden müssen*, in der Hauptsache um die *monokondylären Impressionsbrüche mit tiefem und großflächigem Imprimat und Abspaltung eines schmalen seitlichen Randes (Gr. III,2a; Abb. 11)* und die *monokondylären Spaltbrüche mit Imprimat (Gr. III,3; Abb. 16)*, bei denen das *Imprimat ein Einrichtungshindernis* darstellt.

Verzicht auf jede nicht unbedingt notwendige operative Einrichtung. Wenn wir zwar einerseits feststellen konnten, daß das funktionelle Spätergebnis um so besser war, je besser die Einrichtung gelang, so zeigte doch die Nachuntersuchung andererseits, daß dies nur zutrifft, *wenn die Einrichtung auf konservativem Wege durchgeführt wird.*

Verletzte, deren Bruch *operativ* eingerichtet wurde, wiesen im allgemeinen *kein* so gutes Resultat auf, wie es auf Grund des Einrichtungsergebnisses zu erwarten gewesen wäre. Vielmehr ergab die Gegenüberstellung von Nachuntersuchungsergebnissen einerseits *konservativ* und andererseits *operativ* behandelter Verletzter mit der Art und Schwere nach vergleichbaren Brüchen, daß die *operierten* Fälle bei *um 70% längerer* Behandlungszeit und darüber hinaus *stark verzögerter* Wiedererlangung der Kniegelenkbeweglichkeit trotz des besseren Einrichtungsergebnisses hinsichtlich Arthrosen, Beschwerden und Funktion ein *schlechteres Spätresultat* aufwiesen.

Offensichtlich stellt die *operative* Einrichtung eines Schienbeinkopfbruches, die meist mit einer zusätzlichen *Unterfütterung* der gehobenen Gelenkfläche mit Knochenspänen verbunden ist, für das durch den Unfall schon schwer geschädigte Gelenk eine *neuerliche Belastung* dar, die mit einer verstärkten Arthrose und den damit verbundenen funktionellen Störungen beantwortet wird.

Abgesehen davon, daß auch nach Gelenkbrüchen ohne Verschiebung in einem gewissen Prozentsatz Arthrosen und Funktionseinschränkungen auftreten, sind die durch konservative Einrichtung nicht beseitigten Stufen und Impressionen ohne Zweifel die Hauptursache der bei der Nachuntersuchung dieser Verletzten festgestellten Unfallfolgen. *Es besteht aber kein Grund zu der Annahme, daß man das funktionelle Spätergebnis verbessern könnte, wenn man in jedem Falle operativ eine anatomisch genaue Wiederherstellung der Schienbeinkopf-Gelenkfläche durchführen würde. Vielmehr berechtigen die Nachuntersuchungsergebnisse zu dem Schluß, daß es bei häufigerer operativer Behandlung vermehrt zu Arthrosen, Beschwerden und Bewegungsstörungen kommt.*

Indikationen der percutanen Repositions- und Osteosyntheseverfahren. Die *Einrichtung* mit *percutan* eingeführten Steinmann-Nägeln und die *percutane Einführung* von gekreuzten Bohrdrähten, Doppelgewindedrähten bzw. -bolzen und Schrauben mit Gegenmutter im Anschluß an eine *konservative* Einrichtung sind hinsichtlich ihrer Auswirkung auf das Behandlungsergebnis *nicht* mit der offenen operativen Einrichtung gleichzusetzen. *Percutane Eingriffe haben sich in keiner Weise negativ ausgewirkt.*

Jede percutane Osteosynthese darf erst dann durchgeführt werden, wenn der Bruch *vollständig eingerichtet* ist. Dabei muß der Bruch durch die Osteosynthese so *stabilisiert* werden, daß es nach ihrer Einführung auf keinen Fall zu einer neuerlichen Verschiebung kommen kann.

Unter Berücksichtigung dieser Bedingungen kann man *gekreuzte Bohrdrähte zur Verhinderung sekundärer Kippungen und Depressionen bei monokondylären Depressionsbrüchen (Gr. II) und bikondylären Depressions-Beugungsbrüchen (Gr. IV,1)* verwenden. Eine *Ausnahme* sind in dieser Hinsicht die *hinteren Depressionsbrüche des inneren Schienbeinknorrens mit Teilverrenkung des Unterschenkels nach vorn und außen (Gr. II,3),* die nach unserer Erfahrung für eine Bohrdrahtosteosynthese zu *unstabil* sind und nach der Einrichtung immer mit einer *Schraube mit Gegenmutter* versorgt werden sollten.

Es sei aber nochmals darauf hingewiesen, daß mit Ausnahme dieser letzteren Bruchform, die Fixation mit gekreuzten Bohrdrähten bei mono-

und bikondylären Depressionsbrüchen *keineswegs unbedingt notwendig ist* und daß wir bei einer Reihe derartiger Brüche auch *ohne Osteosynthese* die gute Stellung des Bruches erhalten konnten (Abb. 5, 9, 17, 31 und 33).

Das gleiche gilt auch für die Verwendung von *Osteosynthesen zur Verhinderung einer neuerlichen Verbreiterung des Schienbeinkopfes bei mono- und bikondylären Brüchen mit Imprimat am Außenknorren und Abspaltung eines seitlichen Randes.* Die Abbildungen 23, 24 und 37 zeigen, daß man auch bei schweren Brüchen dieser Art *allein durch äußere Ruhigstellung* eine Verbreiterung des Schienbeinkopfes vermeiden kann.

Nur bei den *monokondylären Spaltbrüchen mit Imprimat (Gr. III,3; Abb. 16),* die sich oft erst zusammenpressen lassen, nachdem man das Imprimat in offener Wunde oder mit percutan eingeführten Steinmann-Nägeln *gehoben* hat, kommt es so häufig wieder zu einer *sekundären* Verbreiterung, daß man einen solchen Bruch auch nach konservativer oder percutaner Einrichtung mit einer *Osteosynthese* versorgen sollte. Da die Bohrdrahtosteosynthese unter dieser Indikation nicht immer eine hinreichende Stabilität gewährleistet, empfiehlt sich dabei die Verwendung einer *Schraube mit Gegenmutter.*

Inwieweit die von JONASCH erst kürzlich angegebene *percutane Hebung und Unterfütterung eines Imprimats* den anderen percutanen Operationsmethoden gleichgestellt werden kann, wird erst eine später mögliche Nachuntersuchung entscheiden können.

Ein verletzter Meniscus soll bei einer operativen Einrichtung nach Möglichkeit belassen werden. Ist der Meniscus nur von der Basis *abgelöst* und *disloziert,* so wird er mit einigen Situationsnähten wieder an der richtigen Stelle *fixiert.* Liegt ein *Ein- oder Abriß* vor, ist eine *Teilresektion* wie bei der typischen Meniscusruptur durchzuführen. Nur wenn der Meniscus so *zerrissen* ist, daß nach der Resektion der abgerissenen Teile keine zusammenhängende Meniscusbasis mehr übrigbleibt, soll er ganz *entfernt* werden.

Eine zusätzliche Seitenbandzerreißung bedarf bei einem schweren Schienbeinkopfbruch keiner operativen Behandlung. In einem solchen Fall ist eine Ruhigstellung für mindestens 8 Wochen, meistens aber für 10 oder 12 Wochen notwendig. In diesem Zeitraum heilt auch eine begleitende Seitenbandzerreißung *konservativ* aus.

Wenn dagegen ein *vollständiger* Seitenbandriß zusätzlich zu einem *leichten* Schienbeinkopfbruch vorliegt, der eine geringere Fixationszeit als 8 Wochen erfordert, muß man das verletzte Kniegelenk je nach dem Grad der Seitenbandzerreißung *für 8 bis 16 Wochen* ruhigstellen.

Ruhigstellung. Unabhängig davon, ob der Bruch mit einer Osteosynthese versorgt wurde oder nicht, soll das verletzte Kniegelenk bis zum Abschluß der Knochenbruchheilung *ununterbrochen ruhiggestellt* werden. Nur bei *geringfügigen* Fissuren, sehr *leichten* Gelenkflächenimpressionen oder einem knöchernen *Randabriß ohne Beeinträchtigung der Gelenkstabilität* braucht man das verletzte Bein unter Berücksichtigung der klinischen Symptome und der subjektiven Beschwerden mitunter gar nicht oder nur kurzfristig ruhigzustellen. Eine frühzeitige Übungsbehandlung schon während der Knochenbruchheilung wurde im Unfallkrankenhaus Wien XX *niemals* durchgeführt.

Die Art der Ruhigstellung hängt von der Form des Bruches, dem Einrichtungsverfahren, der Stabilität des Einrichtungsergebnisses und der Lokalisation einer eventuellen Nebenverletzung ab. Neben dem *ungepolsterten Oberschenkelgipsverband* (57,1%) gelangten der *Fersenbeinnagel-Dauerzug* mit (7,4%) oder *ohne* (0,5%) *anschließende Ruhigstellung im Oberschenkel-Gehgipsverband*, der *Oberschenkelgipsverband mit gleichzeitigem Fersenbeinnagel-Dauerzug* (10,3%), die *Oberschenkelgipshülse* (11,6%) und der *Beckenbeingipsverband* (3,4%) zur Anwendung.

Ein sofort nach dem Unfall oder einer Operation angelegter Gipsverband muß auf der Streckseite des Beines bis auf den letzten Faden *gespalten* werden. Der Gipsverband soll weiterhin so angelegt werden, daß er der ursprünglichen Fehlstellung entgegenwirkt. Zu diesem Zweck wird das Bein im Augenblick des Erstarrens des Gipses bei Brüchen des *Außenknorrens in O-Vermehrung* des Kniegelenks, bei Brüchen des *Innenknorrens in X-Vermehrung* gehalten.

Bei einem Bruch, der in *Streck- oder Überstreck*stellung des Kniegelenks entstanden ist und durch die Kippung eines oder beider Schienbeinknorren nach *vorn* gekennzeichnet ist, soll das Kniegelenk nach der Einrichtung für einige Wochen in einer *gebeugten* Stellung von mindestens 140° ruhiggestellt werden. Bei einem Bruch aus der *Beuge*stellung mit Depression eines oder beider Schienbeinknorren nach *hinten* ist der Gipsverband dagegen in *Streck*stellung anzulegen.

Die *Dauer* der Ruhigstellung beträgt je nach der Bruchform zwischen 6 und 12 Wochen, wenn es notwendig ist, kann man das verletzte Kniegelenk auch ohne Bedenken länger fixieren.

Tabelle 34. *Behandlungsindikationen und -methoden bei den einzelnen Bruchformen*

Bruchform	Einrichtung	Osteosynthese	Ruhigstellung (OSG = Oberschenkelgips; OSGG = Oberschenkel-Gehgips)
Brüche *ohne Verschiebung,* knöcherne Randausrisse und Randabbrüche (Gr. I) Abb. 1—4	Keine	Keine	*Gespaltener OSG* für 1 bis 2 Wochen, anschließend *OSGG* für 5—6 Wochen. Bei geringen klinischen Symptomen und ungestörter Kniegelenkstabilität kann bei knöchernen Randausrissen und Randabbrüchen die Ruhigstellung unterbleiben.
Monokondyläre Depressionsbrüche (Gr. II) mit *geringer Verschiebung* Abb. 9	*Konservative Einrichtung* durch O- oder X-Vermehrung bzw. Beugung über eine Rolle oder Überstreckung. Zusammenpressen des verbreiterten Schienbeinkopfes.	Keine	*Gespaltener OSG* für 1 bis 2 Wochen, anschließend *OSGG* für 5—6 Wochen. Die Gipsverbände sind in *Überkorrektur-* und *Entlastungs-*stellung anzulegen.

Monokondyläre Depressionsbrüche mit *hinterer* Abscherung eines Schienbeinknorrens (Gr. II,3 und II,6) mit oder ohne *Teilverrenkung* des Unterschenkels nach *vorn.* Abb. 7	*Konservative Einrichtung* im Schraubenzugapparat durch Längszug an einem Fersenbeinnagel in Streckstellung des Kniegelenks und Einhängen des Beines in O- oder X-Vermehrung. Zusammenpressen des Schienbeinkopfes. *Percutane Einrichtung* mit 2 Steinmann-Nägeln, wenn sich eine Kippung konservativ nicht beseitigen läßt.	Bei den besonders *unstabilen hinteren* Abscherungsbrüchen des *inneren* Schienbeinknorrens mit Teilverrenkung des Unterschenkels nach *vorn* und *außen* (Abb. 7) ist eine stabile Osteosynthese mit einer percutan eingeführten Schraube mit Gegenmutter notwendig.	*Gespaltener OSG* mit *gleichzeitigem* Fersenbeinnageldauerzug mit 6 kg für 4—6 Wochen in *Streck*stellung des Kniegelenks und *Überkorrektur-* und *Entlastungs*stellung. Anschließend *OSGG* für 6 Wochen, bei Verrenkungsbrüchen für 10 Wochen.
Monokondyläre Depressionsbrüche mit Depression eines Schienbeinknorrens nach *vorn* (Gr. II,2; II,4 und II,5) mit oder ohne *Verrenkung* bzw. *Teilverrenkung* des Unterschenkels nach *hinten.* Abb. 5, 31—35	*Konservative Einrichtung* durch Beugung über eine Rolle in der Kniekehle und Längszug im Schraubenzugapparat an einem Fersenbeinnagel in Beugestellung des Kniegelenks von 140° sowie Einhängen des Beines in O- oder X-Vermehrung. Bei Verbreiterung Zusammenpressen des Schienbeinkopfes. *Percutane Einrichtung* mit 2 Steinmann-Nägeln, wenn sich eine Kippung konservativ nicht beseitigen läßt.	Bei einem *unstabilen* Bruch kann man eine neuerliche Kippung von Bruchstücken durch eine percutane Bohrdrahtosteosynthese verhindern.	*Gespaltener OSG* mit *gleichzeitigem* Fersenbeinnageldauerzug mit 6 kg für 4—6 Wochen in *Beugestellung* des Kniegelenks von 140° und *Überkorrektur-* und *Entlastungsstellung.* Anschließend *OSGG* für 6 Wochen, bei Verrenkungsbrüchen für 10 Wochen.
Monokondyläre Impressionsbrüche mit *intaktem* Rand (Gr. III,1). Abb. 10	Keine	Keine	*Gespaltener OSG* für 1 bis 2 Wochen, anschließend *OSGG* für 5—6 Wochen. Die Gipsverbände sind in *Überkorrektur-* und *Entlastungs*stellung anzulegen.

Tabelle 34. (Fortsetzung)

Bruchform	Einrichtung	Osteosynthese	Ruhigstellung (OSG = Oberschenkelgips; OSGG = Oberschenkel-Gehgips)
Monokondyläre Impressionsbrüche mit *tiefem* und *großflächigem* Imprimat und Abspaltung eines *schmalen seitlichen* Randes (Gr. III,2a) Abb. 11 und 37	*Operative Einrichtung* durch Hebung und Unterfütterung des Imprimats mit Knochenspänen unter O-Vermehrung im Kniegelenk. Zusammenpressen des Schienbeinkopfes bis zur vollständigen Beseitigung der Verbreiterung. *Konservative Einrichtung* - Ist die Gelenkfläche so stark zerstört, daß ihre operative Rekonstruktion unmöglich ist (Abb. 37), erfolgt die Einrichtung durch O-Vermehrung im Kniegelenk und Zusammenpressen des Schienbeinkopfes.	Bei Brüchen, die sich *schwer* zusammenpressen lassen und eine Neigung zu *neuerlicher Verbreiterung* zeigen, empfiehlt sich die Fixation des abgespaltenen schmalen Randes mit einer Schraube mit Gegenmutter.	*Gespaltener OSG* für 2 Wochen, anschließend *geschlossener OSG* für 8—10 Wochen. *Gehbügelanlegung* erst in der 6. Behandlungswoche. Die Gipsverbände sind in *Überkorrektur-* und *Entlastungs*stellung anzulegen.
Monokondyläre Impressionsbrüche mit *weniger tiefem* (*< 1 cm*) Imprimat und Abspaltung eines *schmalen seitlichen* Randes (Gr. III,2b) Abb. 12	*Konservative Einrichtung* durch O-Vermehrung im Kniegelenk und Anpressen des abgespaltenen Randes.	Keine	*Gespaltener OSG* für 1 bis 2 Wochen, anschließend *OSGG* für 8 Wochen, bei schwereren Brüchen *Gehbügelanlegung* erst in der 6. Behandlungswoche. Die Gipsverbände sind in *Überkorrektur-* und *Entlastungs*stellung anzulegen.
Monokondyläre Impressionsbrüche mit Abspaltung eines *vorn-seitlichen* Randes (Gr. III,2c) Abb. 13			

Bruchtyp	Einrichtung		Gipsverband
Monokondyläre Impressionsbrüche mit Abspaltung eines Randes, dessen Breite *mindestens* $\frac{1}{3}$ der Schienbeinkopfbreite beträgt (Gr. III,2d) Abb. 14 und 52	*Konservative Einrichtung* durch O-Vermehrung im Kniegelenk und Zusammenpressen des Schienbeinkopfes. *Percutane Einrichtung.* Die Beseitigung der Verbreiterung gelingt oft erst, nachdem das Imprimat mit 2 percutan eingeführten Steinmann-Nägeln gehoben wurde.	Bei Brüchen, die sich *schwer* zusammenpressen lassen und eine Neigung zu *neuerlicher Verbreiterung* zeigen, empfiehlt sich die Verschraubung des abgespaltenen Randes mit einer percutan eingeführten Schraube mit Gegenmutter.	*Gespaltener OSG* für 2 Wochen, anschließend *OSGG* für 8 Wochen, evtl. *Gehbügelanlegung* erst in der 6. Behandlungswoche. Die Gipsverbände sind in *Überkorrektur-* und *Entlastungs*stellung anzulegen.
Monokondyläre Spaltbrüche mit *Imprimat* (Gr. III,3) Abb. 16 und 41	*Konservative Einrichtung* durch O-Vermehrung im Kniegelenk und Zusammenpressen des Schienbeinkopfes. *Percutane Einrichtung.* Die Beseitigung der Verbreiterung gelingt oft erst, nachdem das Imprimat mit 2 percutan eingeführten Steinmann-Nägeln gehoben wurde. *Operative Einrichtung* ist bei etwa der Hälfte dieser Brüche notwendig, bei denen sich die Verbreiterung konservativ und percutan nicht beseitigen läßt. Kleine Imprimate sollen entfernt, größere gehoben werden. Eine Unterfütterung mit Knochenspänen ist nicht notwendig.	*Operativ* eingerichtete Brüche sind mit Schraube und Gegenmutter zu versorgen. Auch bei Brüchen, die sich *konservativ* schwer oder nur nach *percutaner* Hebung des Imprimats zusammendrücken lassen, empfiehlt sich die Verschraubung mit einer percutan eingeführten Schraube mit Gegenmutter.	*Gespaltener OSG* für 2 Wochen, anschließend *OSGG* für 6—8 Wochen. Die Gipsverbände sind in *Überkorrektur-* und *Entlastungs*stellung anzulegen.
Bi- und infrakondyläre Brüche (Gr. IV,1—4) mit *geringer Verschiebung*	*Konservative Einrichtung* durch O- oder X-Vermehrung, Beugung oder Überstreckung des Kniegelenks und Zusammenpressen des Schienbeinkopfes.	Keine	*Gespaltener OSG* für 1—2 Wochen, anschließend *OSGG* für 8 Wochen. *Physiologische Achsenstellung* im Kniegelenk beachten!

Tabelle 34.　(Fortsetzung)

	Bruchform	Einrichtung	Osteosynthese	Ruhigstellung (OSG = Oberschenkelgips; OSGG = Oberschenkel-Gehgips)
	Bikondyläre Depressions-Beugungsbrüche (Gr. IV,1) Abb. 17—19	*Konservative Einrichtung* im Schraubenzugapparat durch Längszug an einem Fersenbeinnagel in Streckstellung des Kniegelenks und Einhängen des Beines in O- oder X-Vermehrung. Bei Verbreiterung Zusammenpressen des Schienbeinkopfes.	Zur Verhinderung einer neuerlichen Depression oder Kippung nach hinten abgescherter Bruchstücke empfiehlt sich eine Osteosynthese mit *percutan* eingeführten gekreuzten Bohrdrähten.	*Gespaltener OSG* mit *gleichzeitigem* Fersenbeinnageldauerzug mit 6 kg für 4—6 Wochen in Streckstellung des Kniegelenks. Anschließend *OSGG* für 6 Wochen. *Physiologische Achsenstellung* im Kniegelenk beachten!
	Bikondyläre Depressions-Überstreckungsbrüche (Gr. IV, 2) Abb. 20—22 und 46	*Konservative Einrichtung* durch Beugung über eine Rolle in der Kniekehle. Anschließend im Schraubenzugapparat Längszug an einem Fersenbeinnagel in Beugestellung des Kniegelenks von 140° und Einhängen des Beines in O- oder X-Vermehrung. Bei Verbreiterung Zusammenpressen des Schienbeinkopfes.	Keine	*Gespaltener OSG* mit *gleichzeitigem* Fersenbeinnagel-Dauerzug mit 6 kg für 4—6 Wochen in einer Kniegelenkstellung von 140° (in Ausnahmefällen bis 90°). Anschließend *OSGG* in Streckstellung für 6 Wochen. *Physiologische Achsenstellung* im Kniegelenk beachten!

Bikondyläre Brüche mit *Imprimat* am Außenknorren (Gr. IV,3) Abb. 23, 24 und 47	*Konservative Einrichtung* im Schraubenzugapparat durch Längszug an einem Fersenbeinnagel und O-Vermehrung in Streck- oder Beugestellung (140°). Zusammenpressen des Schienbeinkopfes. *Percutane Einrichtung.* Die vollständige Beseitigung der Verbreiterung gelingt oft besser, wenn man das Imprimat mit 2 percutan eingeführten Steinmann-Nägeln hebt. *Operative Einrichtung.* Nur in den seltenen Fällen, bei denen die konservative oder percutane Einrichtung nicht hinreichend gelingt.	Bei Brüchen, die sich *schwer* zusammenpressen lassen und eine Neigung zu *neuerlicher Verbreiterung* zeigen, empfiehlt sich eine Verschraubung mit einer percutan eingeführten Schraube mit Gegenmutter.	*Gespaltener OSG* mit *gleichzeitigem* Fersenbeinnagel-Dauerzug mit 6 kg für 4—6 Wochen in Streck- oder Beugestellung (140°). Anschließend *OSGG* für 6 Wochen in Streckstellung. *Gehbügelanlegung* erst in der 6. Behandlungswoche. *Physiologische Achsenstellung* im Kniegelenk beachten!
Infrakondyläre Brüche (Gr. IV,4) Abb. 27 und 28	*Konservative Einrichtung* durch O- oder X-Vermehrung, Beugung oder Streckung.	Keine	*Gespaltener OSG* für 1—2 Wochen, wenn notwendig mit *gleichzeitigem* Fersenbeinnagel-Dauerzug mit 6 kg für 4—6 Wochen in Streck- oder Beugestellung. Anschließend *OSGG* für 8—10 Wochen in Streckstellung. *Physiologische Achsenstellung* im Kniegelenk beachten!

Literatur

ALBERS, E.: Bln. Klin. Wschr. **31**, 1153 (1894). — ANDREESEN, R.: Zbl. Chir. **65**, 2759 (1938); — Schienbeinkopfbrüche und ihre Behandlung. Stuttgart: F. Enke 1955; — Chir. Praxis **1959**, 49. — APLEY, A. G.: J. Bone Jt Surg. **38-B**, 699 (1956). — ASAL: Arch. klin. Chir. **186**, 511 (1936). — AUFRANC, O. E.: J. Amer. med. Ass. **176**, 676 (1961); — J. Amer. med. Ass. **178**, 835 (1961). — BAHR, V. v.: Acta chir. scand. **92**, 139 (1945). — BARR, J. S.: J. Amer. med. Ass. **115**, 1683 (1940). — BARRINGTON, T. W.: Can. J. Surg. **8**, 146 (1965). — BECKER, F.: Dtsch. Z. Chir. **243**, 189 (1934); — Chirurg **7**, 774 (1935). — BECKER, T.: Zbl. Chir. **74**, 1040 (1949). — BICK, M.: J. Bone Jt Surg. **23**, 102 (1941). — BLAKE, J. B.: Ann. Surg. **58**, 27 (1931). — BLOCK, W.: Zbl. Chir. **65**, 614 (1938). — BÖHLER, L.: Die Technik der Knochenbruchbehandlung. Bd. 2/2, 12.—13. deutsche Auflage. Wien: W. Maudrich 1957; — B.-H. Z. Orthop. **96**, 110 (1962). — BÖTTCHER, J. F.: Abhandlung von Krankheiten der Knochen, Knorpel und Sehnen. Dessau: Buchhandlung der Gelehrten 1782. — BOYER, A.: Abhandlung über die chirurgischen Krankheiten und die dabei angezeigten Operationen. Würzburg: Stahel 1818 bis 1827. — BRADFORD, C.: J. Bone Jt Surg. **32-A**, 39 (1950). — BRANDT, G.: Ergebn. Chir. Orthop. **33**, 1 (1940). — BRIESE: Zbl. Chir. **24**, 633 (1897). — BUCKNER, H. T.: Amer. J. Surg. **51**, 707 (1941). — BÜRGER-BOYER: Vorlesungen über die Krankheiten der Knochen. Leipzig: Schäfer 1804. — BÜRKLE DE LA CAMP, H.: Chirurg **7**, 582 (1935); — Zbl. Chir. **67**, 367 (1940). — BUTTERMANN, F.: Arch. klin. Chir. **190**, 580 (1937). — CALDWELL, E. H.: Surg. Gynec. Obstet. **63**, 518 (1936). — CAVE, E. F.: Surg. Gynec. Obstet. **86**, 289 (1948). — CELSUS, A. C.: Über die Arzeneiwissenschaft. Hrsg. von W. FRIBOES. Braunschweig: Vieweg 1906. — CLARKE, H. O.: Proc. roy. Soc. Med. **28**, 1035 (1935). — COBEY, M. C.: J. Bone Jt Surg. **28**, 273 (1946). — CORNELL, C. M.: Surg. **28**, 735 (1950). — COTTON, F. J.: New England J. Med. **201**, 989 (1929). — CRILLOVICH, R.: Arch. orthop-Unfall-Chir. **25**, 95 (1927). — DAUBENSPECK: Z. Orthop. **86**, 237 (1955). — DENKS: Zbl. Chir. **65**, 613 (1938). — DEUBNER: Münch. med. Wschr. **83**, 1094 (1936). — DEUTICKE: Zbl. Chir. **62**, 708 (1935). — DICKSON, J. A.: Amer. J. Surg. **38**, 700 (1937). — DITTEL: Über intraartikuläre Verletzungen am Knie. Med. Jahrbuch von STRICKER, S. 319, Wien 1867. — DOBELLI, M.: Amer. J. Surg. **53**, 460 (1941). — EBNER, E.: Zbl. Chir. **60**, 2665 (1933). — EHALT, W.: Mschr. Unfallheilk. **44**, 417 (1937); — B.-H. Z. Orthop. **96**, 61 (1962). — ENDER, J.: Zbl. Chir. **78**, 731 (1953); — Langenbecks Arch. klin. Chir. **276**, 253 (1953); — Arch. orthop. Unfall-Chir. **47**, 287 (1955); — B.-H. Z. Orthop. **86**, 207 (1955); — Arch. orthop. Unfall-Chir. **57**, 16 (1965). — FAIRBANK, T. J.: Proc. roy. Soc. Med. **48**, 95 (1955). — FELSENREICH, F.: Wien. med. Wschr. **100**, 88 (1951). — FINOTTI, E.: Dtsch. Z. Chir. **39**, 509 (1894). — FOGED, J.: Acta chir. scand. **91**, 143 (1944). — FORBES, D. B.: J. Bone Jt Surg. **43-B**, 672 (1961). — FORRESTER, C. R. G.: Amer. J. Surg. **21**, 230 (1933). — FORSTER: Acta orthop. belg. **26**, 354 (1960). — FRANKE, C.: Langenbecks Arch. klin. Chir. **270**, 473 (1951). — FRIES, L.: Z. Unfallmed. Berufskr. **52**, 242 (1959). — FRIPP, A. T.: Proc. roy. Soc. Med. **28**, 1043 (1935). — FRORIEP, L. F. v.: Tafeln über Knochenbrüche. Weimar: Landes-Industrie-Comptoir. 1847. — GARRISON, L. E.: J. Bone Jt Surg. **20**, 498 (1938). — GÜMBEL, T.: Dtsch. Z. Chir. **103**, 107 (1910); — Dtsch. Z. Chir. **107**, 617 (1910). — GURAU: Dtsch. Z. Chir. **41**, 181 (1895). — GURLT, E.: Geschichte der Chirurgie. Bd. 2 u. 3. Berlin: Hirschwald 1898; Bd. 1, Hildesheim: Olms 1964. — HADJISTAMOFF, B.: Z. Orthop. **95**, 45 (1961). — HALDEMAN, K. O.: J. Bone Jt Surg. **20**, 912(1938). — HEISTER,

L.: Institutiones chirurgicae. Amstelodami, Jansson-Waesberg 1739. — HELFE-
RICH, H.: Atlas und Grundriß der traumatischen Frakturen und Luxationen.
München: Lehmann 1896. — HELFERICH: Chirurg 7, 309 (1935). — HINZ: Zbl.
Chir. 52, 82 (1925); — Zbl. Chir. 65, 614 (1938). — HIPPOKRATES: Sämtliche Werke
Hrsg. von R. FUCHS. München: Lüneburg 1895. — HOFFMANN, H. G.: Zbl. Chir.
68, 1342 (1941). — HOHL, M.: J. Bone Jt Surg. 38-A, 1001 (1956). — HOLLE, F.:
Chirurg 24, 134 (1953); — Mschr. Unfallheilk. 61, 65 (1958). — HULTEN, O.: Acta
chir. scand. 66, Suppl. 15 (1929); — Zbl. Chir. 59, 344 (1932); — Zbl. Chir. 66,
401 (1939). — HUSSA, A.: Compendium der Lehre von den Knochenbrüchen.
Wien: Braumüller 1858. — JANKE: Zbl. Chir. 56, 2857 (1929). — JOHANSSON, S.:
Acta chir. scand. 67, 476 (1930). — JONASCH, E.: Mschr. Unfallheilkunde 59, 1
(1958); — Z. Orthop. 97, 321 (1963); — Das Kniegelenk. Berlin: Walter de Gruyter
1964; — Unfallchirurgische Operationen. Berlin: Walter de Gruyter 1965. — JUNG-
HANNS, H.: Langenbecks Arch. klin. Chir. 276, 242 (1953); — Zbl. Chir. 78, 730
(1953). — KAPPIS, M.: Zbl. Chir. 58, 194 (1931); — Chirurg 6, 62 (1934). —
KATZENSTEIN, M.: Bln. klin. Wschr. 51, 699 (1914). — KEMKE, H.: Zbl. Chir. 64,
2424 (1937). — KEYSER, J.: Dtsch. Z. Chir. 251, 281 (1939). — KINDERSLEY, C. E.:
Proc. roy. Soc. Med. 30, 1255 (1936). — KLAPP, R.: Zbl. Chir. 54, 2883 (1927); —
Chirurg 1, 289 (1929). — KNOBLAUCH, H.: Mschr. Unfallheilk. 56, 340 (1953). —
KOCH, F.: Arch. klin. Chir. 191, 12 (1938). — KÖHNLEIN, H. E.: Zbl. Chir. 86, 849
(1961). — KÖNIG, E.: Zbl. Chir. 55, 578 (1928). — KÖNIG, W.: Dtsch. Z. Chir. 223
420 (1930). — KORALEWSKI, F.: Chirurg 24, 66 (1953). — KRULL, F.: Mschr.
Unfallheilk. 59, 305 (1956). — KUHLMANN, K.: Zbl. Chir. 78, 731 (1953); — Langen-
becks Arch. klin. Chir. 276, 257 (1953). — KÜNTSCHER, G.: Zbl. Chir. 75, 1320
(1950); — Chirurg 22, 351 (1951). — KÜPPERMANN, W.: B.-H. Z. Orthop. 96, 91
(1962). — KURT, H.: Langenbecks Arch. klin. Chir. 279, 443 (1954). — KUSS, B.:
Mschr. Unfallheilk. 68, 348 (1965); — Zbl. Chir. 91, 1569 (1966); — Arch. orthop.
Unfall-Chir. 66, 293 (1966). — LANDELIUS: Acta chir. scand. 82, 90 (1939). —
LANDOIS: Zbl. Chir. 52, 81 (1925). — LANGE, M.: Z. Orthop. 84, 373 (1954). —
LEADBETTER, G. W.: J. Bone Jt Surg. 22, 559 (1940). — LEE, H. G.: New Engl.
J. Med. 204, 583 (1931); — Amer. J. Surg. 94, 940 (1957). — LEMBCKE, W.: Langen-
becks Arch. klin. Chir. 276, 256 (1953); — Zbl. Chir. 78, 731 (1953). — LEHMANN:
Chirurg 8, 656 (1936); — Zbl. Chir. 63, 2672 (1936). — LENTZ, W.: Mschr. Unfall-
heilk. B.-H. 43, 213 (1952); — Chirurg 27, 252 (1956). — LEVITIN, J.: Radiology
46, 273 (1946). — LEVY: Zbl. Chir. 37, 203 (1910). — LEXER, E.: Zbl. Chir. 59,
642 (1932). — LICHTENAUER, F.: Dtsch. Z. Chir. 251, 1 (1939). — LINIGER: Mschr.
Unfallheilk. 2, 289 (1895). — LIPPMANN: J. Sinai Hosp. 17, 761 (1951). — LOEW:
Dtsch. Z. Chir. 44, 422 (1897). — MAATZ, R.: Chirurg 27, 247 (1956). — MAL-
GAIGNE, J. F.: Knochenbrüche. Stuttgart: Rieger 1850; — Verrenkungen. Stutt-
gart: Rieger 1856. — MANHOLD, E.: Mschr. Unfallheilk. 16, 107 (1909). —
MAISEL, B.: Surg. 23, 591 (1948). — MARTIN, A. F.: J. Bone Jt Surg. 42-A, 13
(1960). — MARWEGE, H.: Mschr. Unfallheilk. 63, 65 (1960). — MATZEN, P. F.:
B.-H. Z. Orthop. 96, 75 (1962). — MAURER, G.: Zbl. Chir. 65, 1463 (1938). —
MEERWEIN, H.: Dtsch. Z. Chir. 102, 522 (1909). — METZ, A. R.: Amer. J. Surg.
59, 447 (1943). — MIKKELSEN, O.: Acta chir. scand. 73, 1 (1934). — MILCH, H.:
J. Bone Jt Surg. 18, 159 (1936). — MÜLLER, W.: Dtsch. Militärarzt 6, 134 (1941).
— MÜLLER, M. E.: B.-H. Z. Orthop. 96, 109 (1962). — MÜLLER: Ann. Surg. 74,
107 (1921). — NIEDERLE, B.: Rozhl. chir. 31, 185 (1952), tschechisch; — Ref.
Zbl. Chir. 78, 554 (1953). — OLLERENSHAW, R.: Brit. med. J. 3637, 466 (1930). —
OSTAPOWICZ, G.: Dtsch. Gesundh.-Wes. 16, 170 (1961). — OSTERLAND: Arch. klin.
Chir. 179, 567 (1934). — OTT, W.: Helv. chir. acta 26, 583 (1959). — PALMER, I.:
J. Bone Jt Surg. 21, 674 (1939); — J. Bone Jt Surg. 33 B, 160 (1951). — PAYR:
Chirurg 7, 309 (1935). — PEREY, O.: Acta chir. scand. 103, 154 (1952). — PFAEH-
LER, E.: Z. Unfallmed. Berufskr. 55, 325 (1962). — PISANI, A. J.: Amer. J. Surg.
73, 624 (1947). — RAVOTH, F. W. T.: Lehrbuch der Fracturen, Luxationen und
Bandagen. Berlin: Hirschwald 1856. — REHBEIN, F.: Chirurg 20, 118 (1949); —
Bruns' Beitr. klin. Chir. 180, 409 (1950). — REIBEL, D. B.: J. Trauma 2, 337
(1962). — RICHTER, A. L.: Theoretisch-praktisches Handbuch der Lehre von den
Brüchen und Verrenkungen der Knochen. Berlin: Enslin 1828. — RICKLIN: Helv.
chir. acta 9, 96 (1958). — RIEDL, H.: Mschr. Unfallheilk. 14, 229 (1907); — Zbl.

Chir. **42**, 33 (1915). — ROMBOLD, C.: J. Bone Jt Surg. **42-A**, 783 (1960). — RUF, P.: Mschr. Unfallheilk. **69**, 74 (1966). — SALEM, G.: Arch. orthop. Unfall-Chir. **45**, 600 (1953). — SALOMON, D.: Arch. klin. Chir. **99**, 961 (1912). — SAUTER, J. N.: Anweisung, die Beinbrüche der Gliedmaßen, vorzüglich die komplizierten und den Schenkelbeinhalsbruch, nach einer neuen, leichten, einfachen und wohlfeilen Methode ohne Schienen sicher und bequem zu heilen. Konstanz: Selbstverlag 1812. — SCHAUTZ: Mschr. Unfallheilk. B.-H. **81**, 102 (1965). — SCHEDE: Chirurg **7**, 310 (1935). — SCHEIBE, G.: Zbl. Chir. **81**, 374 (1956). — SCHINDERA, G.: Zbl. Chir. **64**, 112 (1937). — SCHMIDT: Zbl. Chir. **65**, 611 (1938). — SCHNEIDER, J.: Zbl. Chir. **66**, 1613 (1939). — SCHÜRCH, O.: Z. Unfallmed. Berufskr. **37**, 228 (1944). — SCULTETUS, J.: Armamentarium chirurgicum. Lugduni Batavorum, Boutesteyn u. Luchtmans 1693. — v. SEEMEN: Chirurg **7**, 774 (1935). — SLEE, G. C.: J. Bone Jt Surg. **37-B**, 427 (1955). — SONNTAG, O.: Beitr. klin. Chir. **50**, 430 (1906). — SPIGELMANN, L.: J. Bone Jt Surg. **35-A**, 696 (1953). — SPRENGELL, H.: Ergeb. Chir. Orthop. **34**, 397 (1943). — STAMM, T. T.: Proc. roy. Soc. Med. **28**, 1047 (1935). — STERN, W. G.: J. Amer. med. Ass. **105**, 2147 (1935). — STEUER, H. S.: Ann. Surg. **89**, 580 (1929). — STOCKER: Zbl. Chir. **67**, 132 (1940). — STÜBINGER, K.: Zbl. Chir. **64**, 2490 (1937). — STUMPFEGGER, L.: Arch. klin. Chir. **189**, 226 (1937). — SUCKERT: B.-H. Z. Orthop. **96**, 107 (1962). — SWETT, P. P.: New Engl. J. Med. **204**, 749 (1931). — SYLLER, R.: Münch. med. Wschr. **77**, 1586 (1930). — THORNTON, L.: Amer. J. Surg. **44**, 178 (1939). — TITZE, A.: Chirurg **33**, 360 (1962). — TURNER, V. C.: J. Amer. med. Ass. **169**, 923 (1959). — ULIN, R. U.: New Engl. J. Med. **210**, 480 (1934). — VOLLMAR, J.: Arch. orthop. Unfall-Chir. **52**, 438 (1960). — WAGNER, W.: Arch. klin. Chir. **34**, 329 (1887). — WASSNER, U. J.: Chirurg **26**, 536 (1955). — WEISS, J. W.: B.-H. Z. Orthop. **96**, 95 (1962). — WEYAND, E.: Zbl. Chir. **79**, 1886 (1954). — WHARTON, H. R.: Ann. Surg. **42**, 613 (1905). — WILLENEGGER, H.: Langenbecks Arch. klin. Chir. **276**, 173 (1953). — WILSON, W. J.: J. Bone Jt Surg. **34-A**, 436 (1952). — WITT, A. N.: B.-H. Z. Orthop. **84**, 181 (1954). — WITTER, H.: Mschr. Unfallheilk. B.-H. **66**, 216 (1961). — WITTMOSER, R.: Zbl. Chir. **69**, 1814 (1942). — WÜTHRICH, A.: Arch. orthop. Unfall-Chir. **40**, 71 (1939). — ZANDER, P.: Mschr. Unfallheilk. **16**, 235 (1909). — ZIELKE: Dtsch. med. Wschr. **55**, 531 (1929). — ZIMMER, S.: Zbl. Chir. **59**, 1021 (1932).

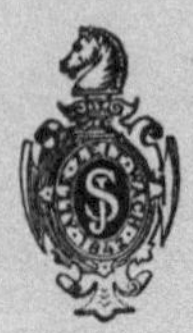